DE LA

RUPTURE DES SYMPHYSES

PENDANT L'ACCOUCHEMENT

PARALLÈLE ENTRE LE FORCEPS A TRACTION SOUTENUE
ET LE FORCEPS ORDINAIRE,
COMME AGENTS DE CES LÉSIONS ;

PAR

M. LE Dr CHASSAGNY,

Membre de la Société impériale de médecine de Lyon.

LYON
IMPRIMERIE D'AIMÉ VINGTRINIER
Rue de la Belle-Cordière, 14
1864

DE LA

RUPTURE DES SYMPHYSES

PENDANT L'ACCOUCHEMENT

PARALLÈLE ENTRE LE FORCEPS A TRACTION SOUTENUE ET LE FORCEPS ORDINAIRE, COMME AGENTS DE CES LÉSIONS ;

La rupture des symphyses du bassin pendant l'accouchement, pendant une application de forceps, est presque un événement en obstétrique. Cet accident est assez rare pour que chaque nouveau fait soit soigneusement enregistré et religieusement conservé dans les archives de la science, où comme ses devanciers, il figurera à titre de monument archéologique, pour la satisfaction d'une vaine et stérile curiosité historique, sans que personne se préoccupe d'y chercher l'expression d'un regret pour le passé, d'une espérance ou d'un enseignement pour l'avenir.

Cependant il est peu de sujets plus instructifs, plus dignes de fixer l'attention et de stimuler le zèle des hommes sérieux, car l'intérêt ne surgit pas seulement du fait lui-même, mais bien des phénomènes qui le précèdent, et dont il n'est pour ainsi dire que l'expression la plus accentuée.

En effet, entre une simple distension des symphyses et leur rupture, il est une foule de nuances, il y a place pour un vaste cadre dans lequel viendraient se placer les contusions plus ou moins profondes, plus ou moins étendues des parties molles, de l'utérus, de la vessie, de son col, de l'urèthre, les gangrènes plus ou moins étendues qui peuvent en être la conséquence éloignée, les déchirures qui en sont souvent la conséquence immédiate.

Si les ruptures des symphyses sont rares, assez rares pour faire époque dans la science, les accidents que je viens de signaler sont au contraire excessivement fréquents; s'ils produisent une impression moins profonde sur l'imagination, s'ils constituent des dangers moins flagrants, ils n'en entraînent pas moins des conséquences fâcheuses et n'en compromettent pas moins l'intégrité des fonctions, la santé et la vie même des malades.

L'étude de la rupture des symphyses est donc inséparable de la pathogénie des lésions que peut produire le forceps ; elle oblige à examiner à fond cet instrument, à en signaler les défauts, elle peut permettre de démasquer des erreurs que le temps et l'autorité des grands maîtres ont consacrées, et de proclamer des vérités qui, pour le moment, ont le tort d'être trop subversives, mais qui aboutiront tôt ou tard à substituer aux méthodes barbares et brutales dn passé, des procédés plus rationnels et plus en harmonie avec le progrès des arts et les exigences de la civilisation.

C'est à ce point de vue que je me propose d'examiner l'intéressante communication que M. Poullet, interne distingué des hôpitaux de Lyon, a faite à la Société des sciences médicales, à propos d'une rupture des symphyses du bassin pendant une application de forceps.

Après un remarquable résumé historique de ce qui se

rapporte à la question, M. Poullet cite l'observation suivante que je reproduis textuellement :

Vincente Foulet, âgée de 27 ans, née à Clermont-Ferrand, est de taille moyenne et paraît assez bien conformée. Elle entre à la Maternité, pour son premier accouchement, dans les derniers jours du mois de mars 1862. Les douleurs se déclarèrent le 6 avril.

L'exploration attentive du bassin le montre régulièrement rétréci et fait prévoir un travail pénible et des manœuvres opératoires laborieuses.

La dilatation du col s'opère d'abord avec une grande lenteur, elle n'est complète qu'au bout de 24 heures. La tête s'engage au détroit supérieur, mais après un temps assez long ce détroit n'est pas franchi et les contractions s'épuisent ; le chirurgien est alors forcé d'intervenir. On applique le forceps, la tête étant en première position, et on est obligé d'exercer des efforts prolongés. La tête se dégage brusquement après un craquement assez prononcé pour que le chirurgien redoute de suite la déchirure des symphyses. La progression de la tête est ensuite assez rapide et l'accouchement se termine simplement.

L'enfant vécut, mais la mère étant épuisée par la durée des douleurs, on ne put exercer aucune manœuvre pour s'assurer de l'état des articulations du bassin.

Les jours suivants, la malade, au lieu de se rétablir, semble plus fatiguée, elle perd presque continuellement ses urines, et après quinze jours elle est transférée de la Charité à l'Hôtel-Dieu dans le service de M. Delore.

Entrée à Saint-Paul, nº 43, la malade accuse de l'incontinence d'urine, mais un cortége de symptômes très-graves appelle l'attention vers la poitrine. L'auscultation et la percussion révèlent un épanchement pleurétique considérable à droite. On attribue cette maladie à un coup de froid.

Cette pleurésie empêche complètement de s'occuper de l'état du bassin ; on n'ose même pas découvrir la malade, de peur d'exaspérer la dyspnée déjà excessive. Du reste, la malade ne souffre pas du côté de l'abdomen ; il n'existe qu'un écoulement involontaire et constant de ses urines. Cependant, au lieu de s'améliorer, l'état général s'aggrave, la respiration s'embarrasse de plus en plus, il survient un peu de tympanite, de l'œdème des membres inférieurs, une fièvre intense, enfin du coma; et la malade expire le 4 mai 1862.

L'auteur donne ensuite les résultats de l'autopsie, dont j'extrais ce qui est relatif au bassin :

Si on explore la vulve pour s'expliquer la perte des urines, on voit le méat béant et assez agrandi par une déchirure pour qu'on puisse y introduire l'index.

Le doigt qui sonde cette déchirure est conduit en avant et en haut jusque dans l'intérieur même de la symphyse pubienne, qui est transformée en une cavité pleine d'urine et de pus.

Cette symphyse est donc largement déchirée, envahie par la suppuration et en communication avec le canal de l'urèthre et l'air atmosphérique. Les os des îles jouissent d'une très-grande mobilité.

La suppuration s'est accumulée dans la fosse iliaque gauche, entre le muscle iliaque et le feuillet aponévrotique qui le recouvre. Ce foyer assez considérable communique largement avec la symphyse, son origine, et avec une masse de ganglions profonds qui ont aussi suppuré.

Il existe encore entre le grand et le moyen fessier du côté droit un autre foyer purulent du volume d'une demi-orange. Ce pus vient de l'intérieur du bassin ; il a passé par la grande échancrure sciatique et provient de la symphyse sacro-iliaque droite, qui est aussi rompue et envahie par la suppuration, quoique ne communiquant ni avec l'air ni avec le premier foyer purulent. Quant à la symphyse sacro-iliaque du côté gauche, elle est aussi déchirée et béante, mais elle n'a pas suppuré. Voici donc l'état de ces trois articulations :

Symphyse pubienne. — Rupture entre le fibro-cartilage et la surface osseuse du côté gauche, écartement de 28 millimètres ; cet écartement est limité par le ligament antérieur qui n'est qu'incomplètement déchiré et qui réunit encore les deux pubis. Cet espace est baigné de pus.

Symphyse sacro-iliaque droite. — Ouverte en avant, elle présente un écartement de 7 millimètres ; la surface articulaire du sacrum est complètement dépourvue de son cartilage et baignée dans un pus noirâtre qui a fusé assez loin.

Symphyse sacro-iliaque gauche. — Elle présente en avant un écartement de 6 millimètres. Il n'y a autour aucun désordre.

Une mensuration exacte du bassin fournit les dimensions suivantes après le rapprochement complet des surfaces pubiennes :

Diamètre antéro-post. . . .	9	centim.	1,2.
id. bi-latéral	11	id.	8 mm.

id. oblique. . . . . . 12 id.
Diamètres du détroit inférieur. 9 centim.

Si on écarte les os pubis de 28 mm., comme cela est possible, lc diamètre transverse acquiert un développement de 16 mill. qui le porte à 13 cent. 4 mm,. Il y a aussi un développement proportionnel des deux diamètres antéro-postérieur et oblique. C'est cet agrandissement brusque de la filière pelvienne qui explique la progression rapide de la tête après l'accident.

Ce bassin était donc assez régulier, mais rétréci d'un centimètre et demi environ.

Jetant ensuite un coup d'œil sur le mécanisme de cette rupture, cherchant à en apprécier les causes et examinant le rôle qu'a dû jouer le forceps, M. Poullet se pose les questions suivantes :

1° Tous les cas qui ont été publiés étaient-ils consécutifs à une application de forceps ; ou cet accident existait-il avant l'apparition dans le monde de l'instrument de Chamberlen ?

2° Quelle est la résistance des symphyses en temps ordinaire ? La grossesse diminue-t-elle cette résistance ?

3° Enfin, peut-il résulter de ces considérations quelque enseignement pratique sur le degré de traction qu'on devra ne pas dépasser sous peine de s'exposer à la déchirure des symphyses ?

A la première question, M. Poullet répond en rappelant des cas antérieurs à l'invention du forceps ; il en cite un surtout où, après avoir résisté aux tractions faites avec le forceps, les symphyses furent rompues par l'écartement brusque et violent des cuisses ; il rappelle aussi l'observation de Velpeau où la rupture eut lieu au moment où la malade essaya de se lever. Il en conclut que le forceps ne peut pas être seul accusé de cette fâcheuse complication.

Pour répondre à la seconde question, l'auteur s'est livré, de concert avec M. Delore, à plusieurs expériences : chez trois femmes, la première de 65, la deuxième de 30, la troisième de 60 ans, une boule à jouer a été placée au-dessus du détroit supérieur, puis saisie par les deux branches d'un forceps, sur lequel on a exercé des tractions avec une mouffle, dont on a mesuré la puissance avec un dynamomètre. Dans deux expériences, il a fallu des efforts considérables dépassant 200 kil. pour opérer la rupture ; dans la troisième, cette rupture n'a pu avoir lieu et la colonne vertébrale a été séparée à la région lombaire.

De ces trois expériences, MM. Delore et Poullet concluent que les articulations sont, en dehors de la grossesse, douées d'une très-grande résistance ; que cette résistance dépasse en général une traction sur le forceps de 200 kilog., force que ne peuvent jamais déployer un ou plusieurs accoucheurs en tirant sur une tête fœtale.

Pour apprécier la résistance des symphyses chez les femmes enceintes, l'auteur s'est livré à des expériences analogues, chez une femme morte au sixième mois de sa grossesse, et chez une autre, morte trois jours après ses couches, les résultats ont été identiques : il en conclut que le travail physiologique, qui se produit dans les symphyses pendant la grossesse, relâche les articulations de façon à leur donner un peu de laxité, mais ne leur enlève à peu près rien de leur force et de leur résistance.

Donc au point de vue pratique, la crainte de voir se rompre les symphyses ne doit pas entrer en ligne de compte dans la conduite du chirurgien qui devra graduer sa traction conformément aux *indications* fournies par les différents cas.

Si cet accident arrive, il pourra se rattacher à des circonstances qu'il est malheureusement le plus souvent impossible de prévoir.

Recherchant quelles peuvent être ces conditions étiologiques, l'auteur les rattache soit à l'exagération du ramollissement articulaire qui se produit normalement dans la grossesse, soit à une faiblesse congénitale des ligaments articulaires, analogue à ce que l'on remarque chez les individus prédisposés aux luxations, soit enfin à des lésions organiques ou vitales siégeant soit dans les articulations soit dans leur voisinage ; confirmant alors ses premières conclusions, il répète que la traction opérée sur le forceps ne pourra jamais être qu'une cause occasionnelle de rupture.

Telles sont les conclusions du mémoire de M. Poullet : Je me suis fait un devoir de les combattre, non-seulement parce qu'elles me paraissent tout à fait inadmissibles, mais surtout parce qu'elles me semblent destinées à entretenir l'accoucheur dans une trompeuse sécurité, et qu'elles constituent par là un danger sérieux, danger d'autant plus grand que ce mémoire, publié à l'appui de la candidature de M. Poullet, a reçu l'adhésion complète du rapporteur, l'honorable M. Delore, qui, par sa position et son talent, lui donne ainsi une imposante autorité.

Pour justifier mon opposition, j'aurai à prouver :

1° *Que l'auteur a pris pour point de départ des expériences qui lui ont fourni des données dynamométriques peu exactes ;*

2° *Qu'il a établi une comparaison fausse dont les termes, au lieu d'être similaires, sont au contraire essentiellement dissemblables ;*

3° *Que le forceps réunit toutes les conditions nécessaires pour produire l'accident constaté dans l'autopsie de Vincente Foulet ;*

4° *Que les préceptes qui ont cours dans la science pour l'emploi du forceps tendent autant que possible à favoriser ces ruptures ;*

5° *Enfin que la rupture des symphyses, dans l'observation en question, a été nécessairement produite par le forceps en dehors de toute altération pathologique.*

Examinons ces diverses propositions.

1° LES AUTEURS ONT PRIS POUR POINT DE DÉPART DES EXPÉRIENCES QUI LEUR ONT FOURNI DES DONNÉES DYNAMOMÉTRIQUES PEU EXACTES.

Il est évident qu'une boule destinée à faire éclater un anneau dans lequel on l'aura engagée et où l'on voudra la faire passer de force, n'agira pas de la même manière, suivant qu'elle sera plus ou moins engagée dans cet anneau (Fig. 1). Si elle est peu engagée, si par exemple elle est en contact avec les bords de l'anneau aux points AA', les tangentes qui passeront par ces points se réuniront en B sous un angle très-obtus, et la boule représentera un coin dont la base sera très-large par rapport aux côtés, et doué par conséquent d'une force expansive très-limitée. Si

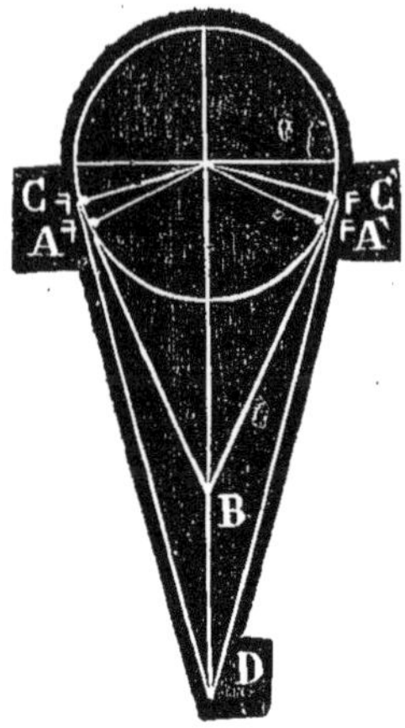

au contraire le contact est établi plus près de la circonférence, par exemple aux points CC', les tangentes se réuniront en D sous un angle très-aigu, et la boule formera un coin à longs côtés et à petite base, placé ainsi dans les meilleures conditions pour produire une grande force.

Pour se rendre compte expérimentalement de ces différences, il suffit d'essayer de faire éclater un anneau de bois avec une boule que l'on aura choisie plus grosse que l'anneau ; si l'on mesure au dynamomètre la force de traction que l'on produit sur cette boule, l'anneau étant solidement arrêté à un point fixe, on verra que cette force est infiniment plus grande que si l'on employait une sphère dont le diamètre ne dépasserait que très-peu celui de l'anneau : et ce qui prouve que dans les expériences de MM. Delore et Poullet la boule était d'un diamètre beaucoup plus grand que celui du détroit supérieur, c'est qu'elle n'a pas rompu seulement une des symphyses, ce qu'elle eût fait si elle eût été engagée près de sa grande circonférence, mais que, grâce à cette disproportion, elle les a successivement déchirées toutes les trois.

On a encore oublié de tenir compte de la nature du bois de la boule, de son poli, de sa lubrifaction, toutes circonstances qui influent énormément sur sa facilité de pénétration et par suite sur la force excentrique qu'elle peut produire.

Tout cela est si vrai que, dans une des expériences, les symphyses résistaient alors que le bassin était arraché de la colonne vertébrale.

Il est probable encore que, suivant la configuration du bassin sur lequel on répètera les expériences, suivant le forceps dont on se servira, ce ne sera pas la boule qui tendra à faire éclater le bassin, mais bien le renflement du forceps, qui agira ainsi sur le détroit inférieur, sur les tubérosités de l'ischion. C'est ainsi que les choses me paraîtraient s'être passées dans une des expériences où une des branches descendantes du pubis a été brisée.

C'est donc avec raison que j'ai pu dire que ces données dynamométriques étaient peu exactes, puisqu'elles sont fournies par une force variant à chaque instant de l'opération et s'exerçant sur des points qui n'ont pas été rigoureusement déterminés.

Mais elles ont un tort beaucoup plus grave, c'est de faire abstraction de toute théorie, de ne rien préjuger de la direction à donner aux efforts, d'innocenter d'avance toutes les manœuvres, en disant à l'accoucheur :

Au point de vue pratique, la crainte de voir se rompre les symphyses ne doit pas entrer en ligne de compte dans votre conduite; vous devez graduer votre traction suivant les indications fournies par les différents cas, c'est-à-dire : soyez tranquille, ne ménagez pas vos efforts, ils n'atteindront jamais les 200 kil. que nous avons dû employer dans nos expériences. Que si par malheur les symphyses venaient encore à se rompre, nous vous mettrions bien vite en paix avec votre conscience ; nous trouverions bien vite une lésion organique ou vitale pour expliquer ce malheur; et si par hasard l'autopsie nous refusait cette explication, nous n'en conclurions pas moins à son existence, puisque vous n'avez pas produit, que vous n'avez pas pu produire la force que nous avons *mathématiquement* admise comme nécessaire pour produire la rupture d'un bassin normalement résistant.

2° On a établi une comparaison fausse dont les termes, au lieu d'être similaires, sont au contraire essentiellement dissemblables.

Il est évident qu'il n'y a aucun rapport entre une boule et la tête d'un fœtus ; une boule est de forme sphérique, elle est incompressible, elle ne peut se mouler ni sur le bassin, ni sur la face interne du forceps, qui exécutera autour d'elle un mouvement de pivot en rapport avec la direction que l'on donnera aux efforts de traction.

La tête d'un fœtus, au contraire, représente un ovoïde plus ou moins régulier capable de se déformer dans de certaines limites, de se mouler sur la filière qu'elle doit traverser ; elle peut aussi, en raison de cette compressibilité, s'adapter au vide formé par les cuillers du forceps, pénétrer dans ces cuillers et faire corps avec cet instrument, qui dès lors deviendra capable de l'entraîner dans telle ou telle direction sans former ce mouvement de pivot qui se produit autour de la boule.

Et de plus, de quelque manière que l'on présente une boule dans un canal qu'elle doit traverser, elle offrira toujours à ce canal un diamètre égal. Il n'en est pas de même d'un ovoïde qui doit être engagé de manière à ce que son grand diamètre soit dans l'axe du canal, sous peine d'exercer contre ses parois des pressions d'autant plus fortes que l'on tendra davantage à substituer un diamètre à un autre. La comparaison est donc essentiellement fausse et vient compliquer de la manière la plus grave l'idée exagérée que les expériences précédentes ont pu donner de la solidité des symphyses.

3° LE FORCEPS RÉUNIT TOUTES LES CONDITIONS NÉCESSAIRES POUR PRODUIRE LA RUPTURE DES SYMPHYSES.

Pour faire comprendre et justifier cette proposition, il faut d'abord donner une idée exacte de ce qu'est un forceps et de la fonction qu'il remplit. Je vais essayer une définition et de l'instrument et de la fonction.

On peut dire, comme la plupart des auteurs, que le forceps est une longue pince destinée à extraire le fœtus du sein de sa mère ; en conséquence, cette pince est courbée sur le plat pour embrasser la tête dans l'écartement de ses deux branches ; elle est en outre courbée sur champ pour s'adapter au canal courbe que cette tête doit franchir. Il suit de là que la partie recourbée par laquelle la tête a été saisie doit, pendant tout le temps de l'opération, rester perpendiculaire aux différents plans avec lesquels elle se mettra successivement en rapport, ou du moins faire avec chacun de ces plans le même angle qu'elle faisait au début avec le plan du détroit supérieur.

Si cette définition est exacte, ce qu'il serait difficile de contester, il est évident que l'opérateur ne pouvant suivre du regard l'extrémité intrà-utérine de son instrument, ne connaissant pas et ne pouvant pas connaître d'une manière exacte les plans qu'il lui fait successivement franchir, perdant par l'énergie des efforts qu'il est obligé de faire la sensibilité du tact, qui, seule, pourrait lui faire instinctivement deviner ce qu'il ne peut scientifiquement apprécier, il est évident, dis-je, que le forceps devra, entre ses mains, se convertir en un levier coudé qui croisera plus ou moins la direction des plans du bassin, et établira des frottements plus ou moins considérables contre ses parois.

Cette impossibilité d'entraîner le forceps dans une bonne direction est tellement évidente qu'il suffirait de l'énoncer, et que ma tâche devrait se borner à démontrer les inconvénients qui en résultent, à en mesurer, à en peser les dangers et à les traduire en chiffres.

Mais avant de passer outre et pour ne m'engager que sur un terrain parfaitement solide, je dois répondre à une objection sérieuse, la seule qui ait été faite et qui puisse être faite à la théorie que j'invoque. Le forceps, m'a-t-on dit, n'est pas lié avec la tête d'une manière tellement indissoluble qu'il puisse être considéré comme ne faisant qu'un avec elle et comme devant nécessairement l'entraîner dans tous les mouvements que l'accoucheur sera tenté de lui imprimer.

Au point de vue théorique et même dans certaines conditions pratiques, cette manière de voir est parfaitement admissible et soutenable. Il est évident que c'est ainsi que les choses doivent se passer au début de l'opération et avec certains forceps, mais je me crois en droit d'affirmer qu'il en est autrement lorsque l'engagement de la tête est un peu avancé, et surtout lorsqu'on se sert d'un forceps bien compris, se moulant exactement sur la tête, et remplissant toutes les conditions d'un bon instrument de préhension.

Cependant, je ne saurais me le dissimuler, ce fait qui joue un rôle si capital dans la théorie du forceps, ce fait qui doit être le point de départ et la base de toute mon argumentation, est trop important pour qu'il puisse être admis gratuitement, d'après de simples données intuitives et même en se basant sur des raisonnements, quelle qu'en soit du reste la valeur. Il ne peut avoir l'imposante autorité que je lui attribue, qu'à la condition d'être démontré de la manière la plus éclatante, et d'être tellement mis à l'abri de toute attaque qu'il plane au-dessus de la discussion comme un fait irrévocablement acquis et ayant toute la valeur d'un axiôme.

Mais ce n'est pas sur le cadavre que l'on peut instituer les expériences qui, seules, peuvent fournir cette démonstration. En effet, il est très-difficile de trouver à la fois un bassin de femme et une tête de fœtus présentant les rapports de dimension et de volume nécessaires pour réaliser les conditions de point d'appui et de résistance qui constituent un levier; d'ailleurs, lorsque le hasard aurait permis de réunir toutes ces conditions, l'expérience ne pourrait être répétée que devant un nombre très-limité de témoins, et de plus le bassin serait toujours un organe passif et muet incapable de traduire par aucun signe sensible les violences qui seraient exercées contre lui : la porte resterait donc ouverte à toutes les hypothèses, à toutes les explications les plus contradictoires. C'est pour cela que j'ai dû chercher à créer un appareil délateur qui enregistrât au dehors et rendît visible à une nombreuse assistance tout ce que l'opérateur produit dans l'intérieur de sa cavité, et qui permît en outre de multiplier autant qu'on le désire les expériences, de pouvoir toujours, à la seule condition d'avoir un fœtus quel qu'il soit, répondre à toutes les objections et réagir contre toute recrudescence de scepticisme.

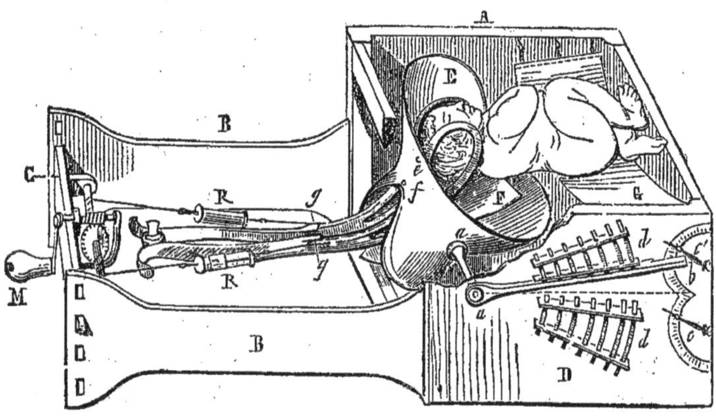

Cet appareil se compose d'un bassin artificiel en forte tôle E (fig. 2) (1) ; au milieu des fosses iliaques externes

(1) Le desssinateur a saisi la tête au hasard, le lecteur voudra bien rectifier cette erreur, en la supposant saisie par son diamètre occipito-frontal ou d'une bosse frontale à la bosse occipitale du côté opposé.

et de chaque côté, sont plantées solidement deux fortes tiges de fer qui correspondent à son centre de gravité et qui, placées dans des conditions aussi complètes que possible d'équilibre, peuvent lui servir de pivot. Ces deux tiges traversent les parois d'une boîte rectangulaire AD par deux trous qui leur servent de support; une de ces tiges est représentée en *aa*, on la voit d'une part fixée au bassin et de l'autre à son point d'émergence de la paroi latérale gauche de la boîte, paroi qui, dans le dessin, est échancrée pour laisser voir le bassin et l'insertion de cette tige.

A l'extrémité de ce pivot est fixée solidement et à angle droit une autre tige *ab* qui occupe la place de la ligne ponctuée horizontale lorsque l'appareil est au repos, c'est-à-dire lorsque le bassin est placé dans la boîte de manière à former avec elle le même angle que forme avec l'horizon le bassin d'une femme couchée sur un plan légèrement incliné. Dans cette position, deux séries de ressorts *dd*, au nombre de quatorze à chaque série (il n'en est représenté que sept sur la planche pour éviter la confusion), sont placés au-dessus et au-dessous de cette tige. Les quatre premiers ressorts les plus rapprochés du centre sont en contact avec la tige, la maintiennent dans la position horizontale et donnent au bassin une certaine fixité; mais lorsque cette tige s'écarte de la ligne horizontale, soit en haut, soit en bas, c'est-à-dire lorsque l'on fait tourner le bassin sur ses pivots, elle vient successivement se mettre en rapport avec des ressorts et plus nombreux et plus éloignés du centre, de manière à éprouver une résistance qui croît dans une proportion excessivement rapide; en même temps elle entraîne avec elle les aiguilles fixées à frottement sur les petits cadrans *cc'*, aiguilles qui restent en place pour indiquer quelle a été la déviation.

Une pièce F représente un sacrum mobile avec lequel, en l'écartant plus ou moins, on produit à volonté des rétrécissements du diamètre sacro-pubien proportionnés au volume de la tête sur laquelle on veut expérimenter.

G représente une bande d'étoffe que l'on tend plus ou moins pour supporter le tronc de l'enfant.

Tout étant ainsi disposé, plaçons un fœtus dans l'appareil, et après avoir saisi la tête au-dessus du détroit supérieur avec un forceps, exerçons des tractions énergiques soit à la main, soit avec le tracteur, dont la manivelle est au point M.

Si le sacrum mobile a été préalablement assez rapproché du pubis pour constituer par rapport à cette tête un rétrécissement marqué, elle se trouvera bientôt fortement engagée.

Mais jusqu'ici le bassin a dû rester immobile. En effet, de deux choses l'une : ou le forceps, médiocrement serré, ne se moule pas exactement sur la tête et peut exécuter autour d'elle un mouvement de pivot, ce qui arrive surtout avec les forceps employés aujourd'hui, dont les branches courtes et par conséquent fortement courbées sur le plat exercent leur principale pression par l'extrémité des cuillers, ou bien le forceps, plus fortement serré et s'adaptant mieux à la forme de la tête, fera corps avec elle, et alors les mouvements que l'on imprimera aux manches n'auront d'autre résultat que de la faire rouler au-dessus du détroit supérieur, sans réagir contre les parois du bassin, qui ne saurait encore lui fournir ni point d'appui, ni résistance.

Mais lorsque l'engagement est complet, comme nous le

supposons, la tête s'est allongée, s'est moulée dans le détroit supérieur qu'elle remplit exactement, le diamètre bi-pariétal, en se réduisant, a exagéré dans une proportion moindre que ne le disent quelques auteurs, mais a exagéré suffisamment le diamètre occipito-frontal pour faire pénétrer le cuir chevelu dans les cuillers du forceps, pour en remplir exactement le sinus et assurer sa solidarité, et alors le bassin ne pourra conserver son immobilité qu'à une condition, c'est que les tractions seront bien faites et qu'elles auront pour résultat d'entraîner la tête dans la direction de ses axes. Mais si, tendant à s'écarter de cette direction, on élève ou on abaisse les manches du forceps, on verra aussitôt que ces mouvements sont communiqués à la tête, qu'en même temps ils sont transmis au bassin et qu'ils se traduisent par une déviation de la tige horizontale en sens inverse de la mauvaise direction que l'on aura imprimée à l'extrémité manuelle de l'instrument. Les aiguilles placées sur les petits cadrans indiqueront l'étendue de la déviation et nous permettront plus tard d'apprécier l'intensité de la pression qu'a supportée le bassin aux points d'appui et à la résistance. Pour le moment, cette expérience nous servira seulement à démontrer, grâce à l'irrécusable témoignage des sens, la solidarité qui existe entre la tête et le forceps, et à prouver l'impossibilité absolue d'imprimer aux manches de cet instrument une direction quelconque sans créer une force qui se transmet à la tête et tend à lui faire exercer des pressions plus ou moins considérables contre les parois du bassin.

Ce point étant ainsi établi de la manière la plus évidente, je puis passer à l'examen de la proposition suivante et prouver que :

4° Les préceptes qui ont cours dans la science pour l'emploi du forceps tendent autant que possible a favoriser ces ruptures.

Pour apprécier convenablement les préceptes formulés par les maîtres pour nous servir de guide dans les directions à donner à nos efforts de traction, nous aurons à examiner ces préceptes suivant qu'ils se rapportent à telle ou telle phase de l'accouchement; c'est ainsi que nous étudierons successivement les conseils donnés : A, pour la période d'engagement et de descente de la tête dans le détroit supérieur ; B, pour le temps de la rotation ; C, pour la descente dans l'excavation et le passage du détroit inférieur; D, nous examinerons enfin les préceptes généraux communs à chacune de ces périodes.

A, il est évident que, pour formuler des préceptes complètement rationnels pour l'engagement et la descente de la tête dans le détroit supérieur, il faudrait, avant tout, posséder des données anatomiques parfaitement exactes sur cette partie du bassin, il faudrait connaître d'une manière rigoureuse la configuration, la direction de ses plans et de ses axes, etc. Or, si nous consultons à ce sujet les auteurs, nous voyons qu'il existe entre eux des différences considérables d'appréciation, qu'ils ne sont d'accord que sur un seul point, à savoir, que l'inclinaison du plan du détroit supérieur est excessivement variable suivant les individus, et que l'on ne peut avoir qu'une moyenne plus ou moins approximative. En définitive, ces notions anatomiques sont tellement vagues et insuffisantes, il est si difficile d'arriver à quelque chose de précis qu'un éminent professeur de Paris me disait qu'à sa connaissance il n'y avait pas dix accoucheurs en France ayant des notions justes sur les plans et les axes du bassin. Quant à moi, je serai plus radical encore, et je dirai qu'il n'est personne qui puisse se flatter de posséder ces notions exactes et que personne ne les possèdera jamais.

En effet, si les anatomistes n'ont jamais pu préciser la direction du plan anatomique, que serait-ce s'il fallait préciser celle du plan que j'appellerai physiologique? S'ils n'ont pu s'entendre sur cette ligne fictive qu'ils font partir, pour la commodité de leur description, de points fixes et déterminés à l'avance, en avant et en arrière du bassin, que serait-ce s'il s'agissait de préciser cette ligne qu'il importe surtout à l'accoucheur de connaître et qui est constituée par les points avec lesquels la tête se met en contact, c'est-à-dire en avant par les branches horizontales du pubis, et non par la symphyse pubienne comme on le dit généralement, et en arrière par la cinquième, la quatrième et quelquefois même la troisième vertèbre lombaire et non par l'angle sacro-vertébral.

Comment l'accoucheur, qui peut à peine atteindre avec son index la partie la plus inférieure de cet angle, et qui souvent ne l'atteint pas du tout, comment pourrait-il juger de ce qui se passe à un point beaucoup plus élevé et absolument inaccessible à tous ses moyens d'investigations?

Mais supposant l'impossible, admettons que le plan réel du détroit supérieur ait été parfaitement apprécié, serons-nous beaucoup plus avancé pour la détermination de l'axe de ce détroit?

Ici encore l'anatomiste va égarer l'accoucheur, en lui disant : L'axe du détroit supérieur est une ligne perpendiculaire au plan de ce détroit, partant de la partie moyenne de la ligne qui représente ce plan, pour tomber en arrière sur tel ou tel point de l'excavation, et rencontrer dans ce trajet l'axe du détroit inférieur avec lequel elle forme un angle d'un certain nombre de degrés, que l'on précise pour ne pas avouer son ignorance, mais qu'en réalité, il est aussi difficile de déterminer que l'inclinaison du plan du détroit supérieur.

Cependant, l'erreur de l'accoucheur ne sera pas seulement causée par la difficulté d'apprécier la direction de cette ligne ; cette erreur grandira surtout par l'idée fausse qu'il se fait de sa nature.

Habitué à la considérer comme une ligne droite, il en tire nécessairement cette fâcheuse conséquence que la tête aussi doit être dirigée suivant cette prétendue ligne droite, c'est-à-dire qu'elle doit descendre parallèlement entre le sacrum et la symphyse du pubis, erreur capitale qui va être le point de départ et la cause d'une grande partie de celles que nous aurons à signaler.

Pour rectifier cette appréciation erronée, il devrait suffire d'examiner attentivement un bassin quel qu'il soit, et l'on se convaincrait facilement que la tête doit parcourir un espace considérablement plus grand en arrière qu'en avant. Cette disposition, qui est évidente pour l'excavation, pour la concavité du sacrum, ne le sera pas moins pour le détroit supérieur si l'on veut bien observer, comme je l'ai dit plus haut, que lorsque la tête est arrêtée au-dessus de ce détroit, ce n'est pas par l'angle sacro-vertébral, mais bien par les dernières vertèbres lombaires qui, réunies à la partie supérieure du sacrum, constituent un trajet bien plus long que celui qui est représenté en avant par la portion de la symphyse pubienne qu'elle doit dépasser avant d'arriver dans l'excavation; ce trajet sera d'autant plus considérable que la tête sera plus volumineuse, et qu'elle sera en contact avec des vertèbres lombaires plus élevées.

Dans tous les cas, il est incontestable qu'elle ne peut jamais descendre parallèlement entre le sacrum et la symphyse du pubis, et que c'est toujours par un mouvement de rotation autour de cette dernière que s'effectue l'engagement dans le détroit supérieur. Si l'on veut s'en convaincre en prenant la nature sur le fait, il suffit de suivre attentivement cette phase de l'accouchement lorsque dans un cas de rétrécissement du diamètre sacro-pubien, la malade est assez puissante pour accomplir seule l'œuvre de la parturition, et l'on verra que la descente de la tête ne s'opère que par la migration d'arrière en avant de la suture sagittale que le doigt pouvait à peine atteindre au début et qui se rapproche progressivement du centre du détroit, tandis que les parties qui sont en rapport avec la paroi antérieure du bassin, sont quelquefois presque immobiles, et le sont complètement dans la grande majorité des cas.

On comprend du reste que ce mouvement de rotation, c'est-à-dire de progression plus étendue en arrière qu'en avant se produira d'autant plus que le rétrécissement du diamètre sacro-pubien sera plus considérable; car l'état pathologique qui a amené ce rétrécissement, en exagérant la saillie de l'angle sacro-vertébral, n'a pas poussé en avant un point limité du système osseux, mais bien une surface d'autant plus étendue que la projection en avant sera plus marquée.

Telles sont les difficultés que vont créer à l'accoucheur des appréciations erronées et l'inexactitude de ses notions, en même temps qu'il en surgira de nouvelles émanant du fœtus lui-même, et résultant de la diversité des positions que la tête peut affecter au moment de son entrée dans le bassin.

Lorsque, malgré des contractions énergiques, la tête reste au-dessus du détroit supérieur, cette absence d'engagement est due soit à une exagération de son volume par rapport aux dimensions du bassin, soit à une obliquité de l'utérus qui amène une direction vicieuse des forces expulsives, soit à la réunion de ces causes que nous allons sommairement examiner.

Au début du travail, l'occiput correspond toujours à l'extrémité droite ou gauche du diamètre transverse, ou de l'un des diamètres obliques du bassin ; mais le plus souvent, surtout dans les cas de rétrécissements du diamètre antro-postérieur, la position est franchement transversale : aussi c'est elle que je vais choisir comme type pour mon argumentation, qui du reste pourra s'appliquer de tous points aux positions diagonales.

S'il est facile de s'entendre pour les positions de l'occiput et du front, il n'en sera pas de même, lorsqu'il s'agira de déterminer la situation respective des deux bosses pariétales, par rapport aux parois antérieure et postérieure du bassin, et là vont se représenter toutes les difficultés que l'on rencontre pour la détermination du plan et de l'axe du détroit supérieur.

La plupart des auteurs admettent que l'engagement se fait d'une manière similaire en avant et en arrière, c'est-à-dire qu'une coupe transversale de la tête, passant par le diamètre bi-pariétal, est toujours parallèle au plan du détroit supérieur; ils se fondent sur cette donnée gratuitement admise, que l'axe de la matrice est le même que celui du détroit supérieur.

D'autres, au contraire, pensent que l'engagement est plus considérable en avant qu'en arrière, que le point le plus saillant du diamètre bi-pariétal s'appuie sur le bord antérieur du détroit supérieur qui sert de centre au mouvement de pivot par lequel le pariétal opposé est porté en arrière et en bas pour rouler contre la paroi postérieure.

Cette opinion qui est celle de Nœgelé, de Burns, de Gardien, a été longuement développée dans la thèse inaugurale du docteur Talichet, mais elle n'est acceptée que par une faible minorité, le plus grand nombre des accoucheurs admettent bien ce mode d'engagement mais ils le regardent comme tout-à-fait exceptionnel et anormal.

Quant à moi, je pense que c'est ainsi que les choses se passent le plus généralement, et que cette présentation est d'autant plus inévitable qu'il existe un rétrécissement plus marqué du diamètre sacro-pubien ; et pour expliquer cette inclinaison de la tête, il n'est pas besoin d'invoquer, comme Nœgelé, une prétendue inflexion latérale du col, il suffit d'examiner ces ventres en besace que l'on observe non-seulement chez les multipares dont les parois abdominales sont plus ou moins relâchées, mais encore chez les primipares pour lesquelles cette forme de l'abdomen constitue déjà une forte présomption de dystocie.

Il est évident que dans ces cas, quelle que soit l'inclinaison du bassin, son axe sera moins oblique encore d'avant en arrière et de haut en bas que celui de l'utérus, dont le fond se sera d'autant plus abaissé et d'autant plus porté en avant que, dans le dernier mois de la grossesse, le col aura moins pu descendre dans l'excavation, à cause de l'obstacle que la tête rencontrait en arrière contre la paro postérieure.

Si, théoriquement, nous pouvons, à cette procidence du ventre, pressentir et expliquer l'inclinaison de la tête, nous devons de plus, au nom de la physiologie, admettre la nécessité de cette situation, à moins de méconnaître les vues providentielles de la nature qui dans l'acte si grave de la parturition, ayant à protéger des organes aussi délicats que le col de la vessie et le canal de l'urèthre, n'a pu les placer entre deux surfaces osseuses qu'elle aurait destinées à glisser l'une sur l'autre.

Afin d'assurer cette protection, tout a été merveilleusement combiné pour que l'effort fût reporté surtout vers les points où a été organisée la plus grande résistance, c'est-à-dire en arrière, vers le sacrum et les dernières vertèbres lombaires. Deux conditions essentielles assurent ce résultat : d'abord l'engagement complété en avant dès le début, et, en second lieu, la position plus élevée du point sur lequel le pariétal postérieur devra se déprimer pour amener la réduction que rend indispensable le rétrécissement absolu ou relatif plus ou moins considérable qui s'est opposé à l'engagement. De plus, par une disposition plus merveilleuse encore, un espace vide est ménagé en avant entre la tête et la face postérieure des pubis, espace assez grand résultant de la différence qui existe entre le segment de la circonférence occipito-frontale et celui de la paroi antérieure du bassin, la première étant engendrée par un rayon beaucoup plus grand que celui qui a formé la seconde.

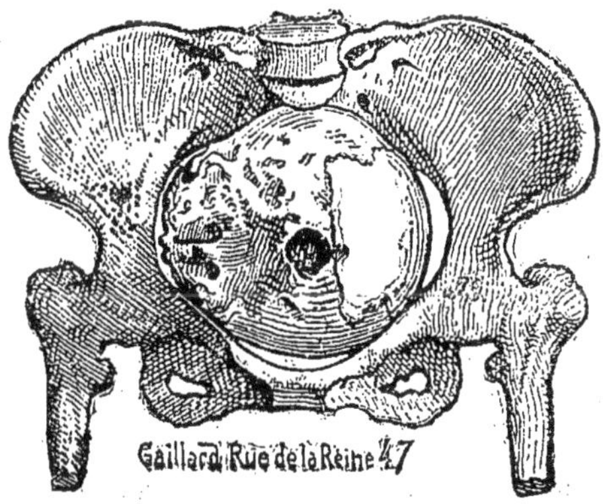

Cette présentation de la tète est représentée fig. 3. La position est transversale, l'occiput à gauche, les parties latérales des bosses frontale et occipitale droites reposent, la première sur la branche horizontale droite, la seconde sur la branche homologue gauche du pubis, le pariétal gauche commence à se déprimer contre l'angle sacro-vertébral, et cette dépression va aller en augmentant, à mesure que le redressement aura lieu, que le trou occipital se rapprochera davantage du milieu du détroit; lorsqu'il y sera parvenu, c'est alors et seulement alors, que l'axe longitudinal de la tête se confondra avec l'axe du détroit supérieur, et dans ce moment ce ne sera plus un segment de la tête qui se présentera à l'entrée du détroit, mais bien le diamètre bi-pariétal dans sa partie la plus large ; l'engagement sera complet, et, comme témoignage de ce qui vient de se passer, la tête rapportera l'empreinte qui vient d'être imprimée sur son pariétal gauche par l'angle sacro-vertébral, tandis que l'exagération de la convexité du pariétal droit prouvera que, bien loin d'avoir été comprimé en avant, il tendait au contraire, sous l'influence des forces expulsives, à remplir le vide que l'on observe derrière la symphyse pubienne.

Si, cependant, faisant abstraction de tout raisonnement et de toute théorie, on contestait encore la fréquence de cette présentation, il serait facile d'en constater approximativement l'exactitude par le toucher ; on verrait d'abord que l'on peut introduire le doigt entre la tête et la symphyse dont il atteint aisément le bord supérieur ; si partant de ce point, on suit, de haut en bas et d'avant en arrière, la circonférence antérieure de la tête, on se convaincra que, pour arriver à la suture sagittale, il faut parcourir un espace beaucoup plus grand que celui qu'il faudrait parcourir en remontant le long de la circonférence postérieure pour atteindre le point *présumé* où cette circonférence est en rapport avec la paroi postérieure du bassin ; et si l'on ne rencontre que rarement cette disposition, c'est que rarement aussi on a l'occasion de constater l'absence d'engagement, et que, dans la majorité des cas, l'utérus, entraîné par le poids de l'enfant et ne rencontrant pas d'obstacle contre un angle sacro-vertébral trop saillant, a pu se redresser et descendre dans l'excavation, à la partie centrale de laquelle on trouve la suture sagittale qui alors n'est pas en rapport avec le diamètre transverse, mais présente une obliquité plus ou moins marquée indiquant le commencement du mouvement de rotation.

On trouvera peut-être que je suis bien loin de la proposition que je voulais développer; mais les données que je viens d'établir étaient nécessaires pour faire apprécier les préceptes qui ont cours dans la science pour l'emploi du forceps : elles étaient indispensables pour comprendre les mouvements que doit exécuter cet instrument lorsqu'il saisit une tête au-dessus du détroit supérieur soit dans la position généralement admise par les auteurs, soit dans celle que je crois la plus fréquente, soit enfin dans les cas où l'obliquité est encore plus prononcée.

Supposons une tête se présentant perpendiculairement au plan du détroit supérieur d'un bassin dont une coupe longitudinale est représentée fig. 4.

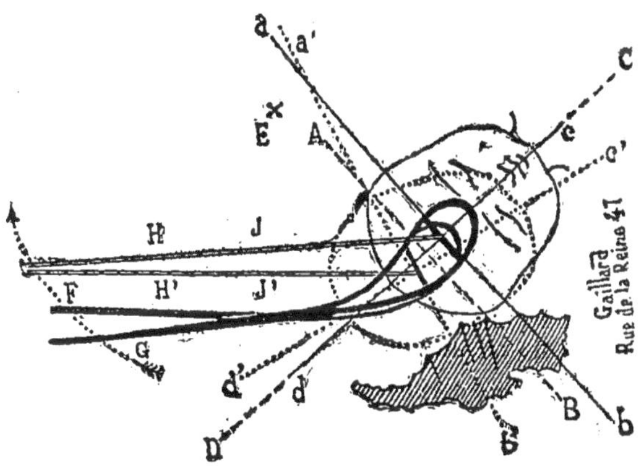

Le plan du détroit supérieur est figuré par la ligne A B, son axe par la ligne C D.

La tête est en position transversale, l'occiput à droite, son axe longitudinal ou trachelo-bregmatique *c d* se confond avec l'axe du détroit supérieur ; une coupe transversale *a b* passant par le diamètre bi-pariétal est parallèle au plan de ce détroit, au-dessus duquel elle se trouve placée par le fait de l'excédant de son volume. Elle est saisie par le forceps dont le manche est pour le moment au point G.

Si, par la pensée, on veut pousser cette tête pour lui faire franchir le détroit supérieur, on voit d'abord qu'elle devra subir une certaine réduction ; en second lieu, comme le point où s'établit le contact est beaucoup plus élevé en arrière qu'en avant, comme la paroi postérieure est beaucoup plus étendue que l'antérieure, il est évident que dès le début la tête devra tendre à regagner cet arriéré et à exécuter un mouvement plus étendu contre l'angle sacro-vertébral que contre la symphyse ; la nécessité de ce mouvement est évidente même dans l'espèce où il s'agit de la figure réduite d'un bassin normal dont l'angle sacro-vertébral offre une saillie et une étendue bien moins considérables que n'en présentent ordinairement les bassins rétrécis.

Si, d'un autre côté, on compare les deux parois, on voit qu'en arrière tout a été préparé pour une grande résistance ; on trouve des masses osseuses, solides, anguleuses, bien faites pour s'imprimer dans la tête molle et dépressible du fœtus ; on ne trouve, au contraire, en avant aucune de ces conditions de forme et de solidité.

On peut donc conclure, de toutes ces considérations, que la meilleure manière de diriger cette tête sera celle qui la portera le plus en arrière, et qui évitera le plus les pressions contre la paroi antérieure, c'est-à-dire que dans l'hypothèse qui est posée par la fig. 4, elle devra tourner autour de la symphyse en pivotant sur un centre fictif dont, à cause de l'irrégularité de la figure, il est impossible de déterminer géométriquement la position, mais qu'avec le tâtonnement on peut placer au point E.

En faisant exécuter ce mouvement autour de ce point, le pariétal droit se déprime contre l'angle sacro-vertébral ; la tête prend la position et la forme représentées par la figure pointée ; la coupe transversale *a b* est venue se placer en *a' b'* ; la coupe longitudinale *c d* est maintenant en *c' d'* ; l'engagement est complet, la plus grande résistance est vaincue, le forceps a suivi un mouvement analogue ; son manche, qui était en G, est venu se placer en F en décrivant l'arc de cercle G F.

Si, après s'être ainsi conformé aux errements classiques en plaçant la tête dans une position que je considère à peu près comme impossible, on pouvait conserver quelques doutes sur la nécessité de la faire pénétrer dans le détroit inférieur en adoptant le tracé que je viens d'indiquer, si l'on voulait persister dans ces errements en la poussant dans la direction de la ligne que l'on a adoptée comme l'axe du bassin, il serait facile de se convaincre, même à la simple inspection, que cette descente ne peut s'opérer sans que la tête exerce une pression excentrique considérable contre la paroi antérieure du bassin ; pour apprécier exactement l'intensité de cette pression, il suffira de calquer (1) la tête et l'axe du bassin, et de faire glisser

(1) Cette opération peut se faire soit avec un papier transparent, soit en plaçant au verso de la figure un morceau de papier noirci avec du fusain ou un morceau de liége brûlé, et au-dessous encore de cette surface noircie un morceau de fort papier, puis avec une pointe mousse on n'aura qu'à suivre les traits de la tête, ceux de l'axe du bassin, ceux du forceps terminé en C, et enfin à marquer le point

cette dernière figure sur la première, dans la direction de cet axe, jusqu'à ce que la coupe bi-pariétale *a b* soit venue se mettre en rapport avec le plan A B du détroit supérieur; on verra que, dans cette seconde position, le diamètre bi-pariétal dans sa partie antérieure fait sur la symphyse une saillie de près de deux millimètres ; or, cette saillie ne pouvant pas se produire, à cause de la résistance que la tête rencontre en avant, il faut, si la force de traction ou de propulsion est assez considérable, ou que la résistance cède, ou que la tête se réduise ; mais, si l'on veut bien se rappeler qu'elle ne porte pas en avant, sur un seul point, mais bien de chaque côté, sur les branches horizontales des pubis et sur le contour de ces branches, on comprendra que ce n'est pas un effort excentrique d'avant en arrière qui va se produire, comme avec la boule employée dans les expériences de MM. Delore et Poullet, mais bien un double effort de dedans en dehors, tendant à écarter l'un de l'autre les deux pubis ; et, dans ce cas, si la tête était assez résistante et la puissance assez énergique, la rupture de la symphyse n'aurait pas lieu par l'exagération de sa courbure et la déchirure de ses ligaments antérieurs, mais par l'écartement parallèle des deux parties qui la constituent.

On pourra peut-être m'objecter qu'en raison de la résistance qu'elle rencontrera en avant, la tête sera rejetée en arrière contre l'angle sacro-vertébral, qui sera toujours l'agent de la réduction. Il est évident que ce phénomène

de centre E. Si alors on découpe cette nouvelle figure on pourra la rapporter sur la figure principale et lui faire faire exactement tel mouvement que l'on croira pouvoir mettre en opposition avec celui que je décris comme le seul rationnel.

devra se produire, je suis bien loin de le contester, mais on doit comprendre aussi combien il faudra plus de force pour porter la tête tout d'une pièce contre la paroi postérieure du bassin, et combien le glissement qui se produirait de haut en bas contre les saillies de cette paroi serait moins favorable à leur pénétration dans la tête, que le mouvement de rotation à l'aide duquel cette pénétration se ferait d'une manière progressive et sous un angle on ne peut plus favorablement disposé.

Plaçons maintenant la tête dans la position que je considère comme la plus fréquente, et qui est représentée fig. 5.

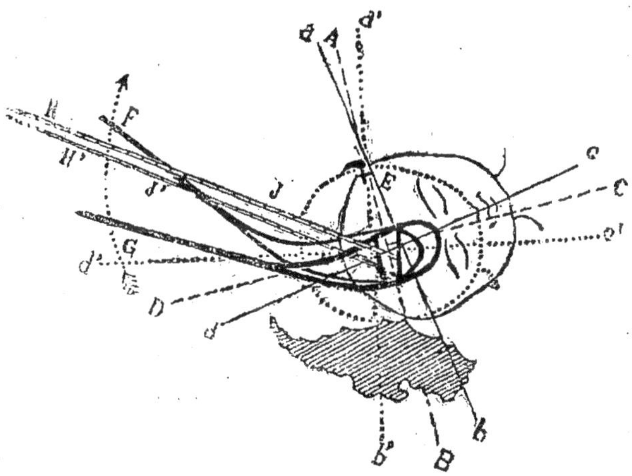

Son axe longitudinal *c d* est un peu plus incliné d'avant en arrière et de haut en bas que l'axe C D du détroit supérieur, la partie la plus saillante du diamètre bi-pariétal est en contact, en avant, au point E, avec la paroi antérieure du bassin, c'est-à-dire avec les branches horizontales des pubis; en arrière, la partie correspondante de ce diamètre est au-dessus de l'angle sacro-vertébral. Il est évident que la réduction, l'engagement et la descente de la tête devront se faire par un mouvement de pivot autour de la paroi antérieure, mouvement par lequel le pariétal droit se déprimera contre l'angle sacro-vertébral, jusqu'à ce que la tête soit venue se mettre dans la position indiquée par la figure pointée, et l'on pourra constater des changements de rapport analogues à ceux indiqués dans la figure précédente, le manche du forceps sera venu du point G se placer au point F, en décrivant l'arc de cercle G F.

En répétant, pour cette figure, l'opération que j'ai indiquée plus haut, on acquerra facilement la conviction qu'en faisant descendre cette tête suivant l'axe du bassin, la réduction qu'aurait à subir le pariétal droit contre l'angle sacro-vertébral, serait plus considérable qu'en suivant la direction que je viens d'indiquer, qui offre le double avantage de faire supporter au bassin le minimum de pression excentrique, et à la tête le maximum de compression.

Plaçons enfin la tête dans la troisième position, représentée par la figure 6.

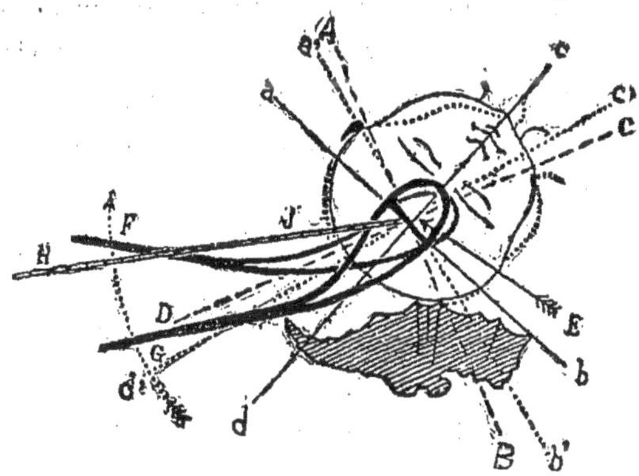

L'obliquité est beaucoup plus considérable, l'engagement en avant est plus que complet, la partie la plus saillante du diamètre bi-pariétal est au-dessous du pubis, et en arrière la partie correspondante est de beaucoup au-dessus de l'angle sacro-vertébral ; à la simple inspection, il ne peut rester aucun doute sur l'impossibilité absolue de faire descendre cette tête suivant la direction de l'axe du détroit supérieur ; le premier mouvement devra consister à faire disparaître l'obliquité et à faire pivoter la tête, au point E, sur son centre de gravité. Pendant ce mouvement qui n'aura amené ni descente ni engagement, mais qui aura eu seulement pour résultat de placer la tête dans les mêmes conditions que dans la figure 5, le forceps sera venu du point G se placer au point F, en décrivant l'arc du cercle G F. A dater de ce moment, si l'on continue l'opération, tout se passera comme dans la précédente hypothèse.

D'après tout ce que nous venons d'établir si longuement, on peut hardiment conclure qu'il est très-difficile de préciser quelle évolution une tête doit exécuter pour s'engager dans le détroit supérieur, mais ce qui est difficile sur le papier, lorsque l'on a une figure sous les yeux, deviendra absolument impossible en pratique, lorsque les éléments les plus importants du problème seront soustraits à nos regards et à notre toucher.

De plus il est, je crois, irrévocablement acquis que dans toutes les hypothèses possibles, les manches du forceps devront invariablement décrire un arc de cercle de bas en haut, et d'arrière en avant, toute la différence consistant dans le plus ou moins d'étendue de cet arc, et dans les variations incessantes de son rayon, suivant les exigences et les sinuosités de la filière.

Avec ces données nous sommes parfaitement campés, pour examiner si, dans l'état actuel de la science, on peut trouver quelques indices pour se guider au milieu des obscurités que nous venons de signaler, et si les préceptes qu'elle formule pour les indications bien déterminées, sont en rapport avec les lois immuables dont nous avons démontré l'existence.

En examinant attentivement tout ce qui a été écrit à ce sujet, on est frappé d'abord par l'absence complète du doute. Toutes les difficultés y sont absolument méconnues; tout se réduit à la reproduction plus ou moins paraphrasée de ce précepte banal : il faut tirer suivant l'axe du détroit supérieur. Et comme cet axe est dirigé de haut en bas et d'avant en arrière, il y a un concert unanime pour dire que les tractions doivent être dirigées en bas et en arrière. Une seule protestation s'est élevée contre ce précepte ; elle émane de notre regretté confrère, le docteur Baumers qui, dans son remarquable mémoire sur le forceps courbé sur le plat, fait ressortir d'une manière saisissante tout ce qu'il y a d'incompatible dans ce précepte avec la courbure sur champ du forceps.

Sans faire à ce sujet un luxe d'érudition tout à fait inutile pour établir l'unanimité des auteurs sur ce point de doctrine, il me suffira de me reporter à l'enseignement officiel de la Faculté, que l'on me permettra, sans doute, de considérer comme le résumé le plus fidèle et le plus élevé des doctrines qui ont cours dans la science.

Or, l'éminent professeur qui occupe cette chaire avec tant de distinction, ne se contente pas de formuler le précepte, mais il le commente et le développe avec ce style imagé et pittoresque qui parle aux yeux autant qu'à l'intelligence : « Tirez, dit-il, en bas et en arrière, et pour cela portez les manches du forceps aussi en arrière que possible, jusqu'à ce qu'ils n'aient que le périnée pour limite, » créant ainsi des repères à la mémoire, et y gravant en traits ineffaçables la parole et la pensée du maître.

Sous quelque patronage que se placent de semblables erreurs, il devrait suffire de les énoncer et d'appeler sur elles l'attention pour les dissiper, et tous ceux qui auront lu un peu attentivement ce qui précède, s'étonneront sans doute de la persistance que je vais mettre à les combattre; mais l'expérience m'a appris qu'il faut avoir plus d'une fois raison lorsqu'il s'agit de lutter contre des préjugés qui ont jeté des racines d'autant plus solides, qu'elles se sont implantées plus facilement et qu'elles ont duré davantage.

Aussi, mon but ne serait-il que très-incomplètement atteint si, me bornant à indiquer l'écueil, je ne redoublais pas d'efforts pour en mesurer l'étendue, pour en faire toucher du doigt et de l'œil tous les dangers.

Jusqu'ici nous avons supposé la tête au-dessus du détroit supérieur et avec absence complète d'engagement, il est bien évident que, dans ce cas, la mauvaise direction imprimée aux efforts ne pourra pas exercer une influence bien fâcheuse sur les organes de la mère; en effet, ou le forceps fera charnière autour de la tête et la laissera libre de s'engager en choisissant d'elle-même la position la plus favorable, ou bien il la fera simplement rouler au-dessus du détroit, en rendant tout engagement impossible, mais sans réagir contre les parois, autrement que le faisait la boule dans les expériences de MM. Delore et Poullet; ou bien encore grâce à une petitesse extrême et à une mollesse exceptionnelle, il parviendra à l'engager et à la faire passer malgré l'inobservance absolue des règles les plus élémentaires du bon sens et de la logique.

Mais, si nous supposons les choses plus avancées, comme on les trouve dans l'immense majorité des cas d'application de forceps au détroit supérieur, nous allons avoir une tête fortement engagée et serrée énergiquement par les parois du bassin, grâce à la flexion de la tête sur le col, l'occiput est descendu, il tend à se diriger en avant vers la symphyse pubienne, ou bien, dans quelques cas exceptionnels, en arrière dans la concavité du sacrum, commençant ainsi à dessiner le mouvement de rotation.

Il serait tout-à-fait superflu de renouveler ici les raisonnements et les preuves que j'ai donnés plus haut pour montrer que la tête doit suivre ce mouvement par lequel les manches du forceps se relèvent en continuant de décrire un arc de cercle de bas en haut, et d'arrière en avant, rien n'est intervenu qui ait pu changer les conditions du problème, le mouvement devra continuer, c'est un fait de la dernière évidence.

Cependant, qu'il me soit permis de produire encore un argument contre ceux qui, persistant à nier ce mode de progression de la tête, s'obstineraient encore à la faire descendre parallèlement entre le sacrum et le pubis, et de leur dire que, même dans cette hypothèse, non-seulement il est irrationnel et illogique de tirer en bas et en arrière, de porter en arrière les manches de l'instrument etc., mais encore que l'on n'est pas mieux fondé à formuler le précepte de tirer suivant l'axe du détroit supérieur.

Quelque paradoxale que paraisse cette proposition, quelque inattaquable que paraisse ce précepte, il me sera facile d'établir que les premiers qui l'ont formulé n'ont pu le faire que par distraction, par un oubli complet des lois les plus élémentaires de la mécanique, et que, s'il s'est propagé de manière à acquérir généralement toute la valeur d'un axiome, ce ne peut être que grâce au peu d'importance que l'on attachait à son exécution.

La cause évidente de cette erreur, c'est que l'on a fait abstraction et de la courbure du canal à parcourir et de celle de l'instrument ; s'il était rationnel de dire qu'il fallait tirer suivant l'axe d'un canal, on oubliait que c'était à la condition expresse d'avoir une force placée elle-même dans la direction de ce canal : c'est ainsi que lorsqu'il s'agit de l'extraction du placenta, on dit avec raison que les tractions doivent être faites suivant l'axe du détroit supérieur, mais en même temps on donne le précepte éminemment rationnel de porter un doigt au centre de l'excavation et de faire de ce doigt une poulie de renvoi qui changera la direction de la force et la placera dans l'axe du détroit.

Mais peut-il en être de même pour le forceps? Dans quelque position que l'on place les mains de l'accoucheur, n'est-il pas évident qu'elles ne pourront jamais être dans la direction de l'axe du détroit, c'est-à-dire sur cette ligne qui en se prolongeant traverserait la courbure du sacrum? On est donc obligé de reconnaître non-seulement qu'il serait irrationnel de tirer suivant l'axe du détroit supérieur, mais encore que cette manœuvre est absolument impraticable, et l'on est réduit à interpréter, à expliquer la pensée des auteurs qui n'ont pu vouloir dire autre chose, sinon : qu'il fallait tirer parallèlement à l'axe du détroit. Un exemple va faire comprendre bien mieux que ne pourraient le faire tous les raisonnements, combien cette manière d'opérer est loin d'atteindre le but que l'on s'est proposé.

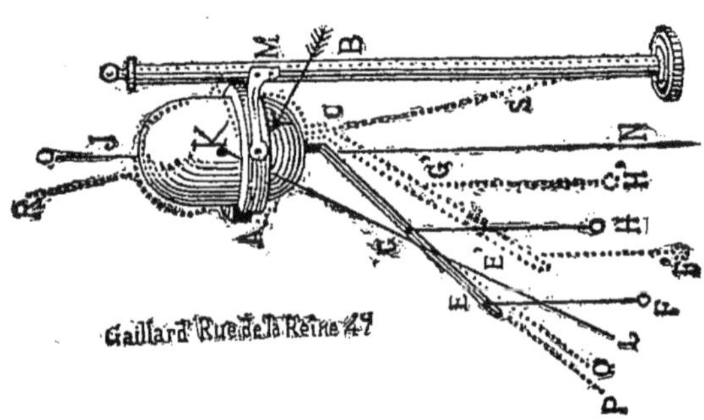

La figure 7 représente un petit anneau de bois fendu au point A, placé horizontalement et pivotant au point B entre deux consoles M, dont l'une seulement est visible sur le plan antérieur. Un corps ovoïde traverse à frottement cet anneau qui, grâce à la fente, présente un peu d'élasticité. Si les tractions exercées sur ce corps sont faites suivant une ligne verticale, c'est-à-dire perpendiculairement au plan de l'anneau ou suivant l'axe longitudinal O N de l'ovoïde, l'anneau restera immobile ; mais, si par une circonstance quelconque, la force ne peut être placée dans la direction de cette ligne, si l'on est obligé de l'appliquer, par exemple, au point E ou au point G de la tige coudée E C, ou sur ces deux points à la fois, et que l'on fasse agir cette force dans le sens de la verticale, suivant les lignes E F et G H, c'est-à-dire parallèlement à l'axe de l'anneau, ce dernier va immédiatement exécuter un mouvement de bascule ; il prendra la position représentée par la ligne pointée, il en sera de même pour la tige coudée et pour l'ovoïde dont l'axe se déplacera et sera représenté par la ligne R S, les forces E F et G H seront aussi déplacées et dirigées suivant E' F' et G' H', et l'on pourra se convaincre que pour faire descendre ce corps dans le sens de la verticale et sans imprimer de déviation à l'anneau, il eût fallu tirer suivant les lignes E P et G Q. Cependant il n'y a rien dans la direction de ces deux lignes de fixe et d'invariable, car elle variera suivant l'intensité de la résistance, de telle façon qu'elle ne peut être déterminée qu'expérimentalement et à l'aide de cette admirable faculté d'intuition, qui s'exerce en dehors de toute combinaison scientifique, qui prime tous les calculs et que l'on désigne sous le nom d'adresse, faculté qui est innée chez quelques-uns, qui peut être acquise par d'autres, à l'aide de l'exercice de la réflexion et de l'habitude, mais qui sera toujours obstinément inaccessible à un certain nombre. Il y aurait encore un autre moyen d'exercer la traction dans le sens de la verticale, il faudrait pour cela que les deux forces fussent énergiquement maintenues dans le sens de cette ligne, mais il faut alors un consensus admirable entre les deux mains de l'opérateur pour s'opposer à ce que l'une fasse plus de chemin que l'autre ; en un mot, c'est encore une question d'adresse dans laquelle la science n'a rien à voir, et dont aucune règle précise ne saurait préparer la solution.

De tout ce qui précède, il résulte non-seulement que quelques-uns des préceptes qui ont cours dans la science, sont complètement erronés, et de plus, qu'il serait possible, il est vrai, de se rapprocher davantage de la vérité, mais que l'on ne saurait arriver à une exactitude mathématique.

Il me reste maintenant à établir quelles sont les conséquences qui résultent de ces manœuvres mal dirigées, à en mesurer et à en traduire en chiffres les dangers ; c'est à cette démonstration que va me servir l'appareil représenté par la fig. 2.

Nous avons vu que lorsque l'on appuyait sur les manches du forceps de manière à l'écarter de la direction des axes de ce bassin, on déterminait dans ce dernier une oscillation plus ou moins grande et proportionnée à l'étendue de ce mouvement ; personne ne saurait mettre en doute que, dans ces cas, le forceps est devenu entre les mains de l'accoucheur un levier, levier du premier genre, par rapport à la symphyse, lorsque l'on porte les manches en arrière ; dans ce cas, le point d'appui se trouve à la face antérieure de la paroi postérieure du bassin, et la résistance aux points où la tête est en contact en avant, c'est-à-dire contre les branches horizontales du pubis, c'est alors que la tige *a b* est portée en haut et dévie l'aiguille du cadran supérieur.

Si, au contraire, les manches ont été portés en avant, le forceps sera devenu un levier du second genre, dont le point d'appui sera en haut et en arrière et la résistance à un point moins élevé de la paroi antérieure du bassin, la tige *a b* sera abaissée et déviera l'aiguille du cadran inférieur.

Mais on n'a pas oublié que la stabilité du bassin est assurée par de nombreux et forts ressorts, et qu'il faut une certaine force pour le faire dévier. Cette force doit nécessairement se traduire par des pressions plus ou moins considérables aux points d'appui et à la résistance.

Pour apprécier ces pressions, il m'a suffi de fixer un point d'attache au point *e*, c'est-à-dire à la partie supérieure de la symphyse pubienne, de tirer sur ce point dans le sens le plus favorable pour faire pivoter le bassin et entraîner dans un mouvement de rotation la tige *a b*, j'indiquais alors sur le cadran supérieur la déviation de l'aiguille correspondante à tel ou tel poids.

Lorsque, par exemple, j'avais tiré avec un poids de 5 kilogrammes, je faisais une marque au point qu'indiquait l'aiguille sur le cadran, j'y inscrivais le chiffre 5 et ainsi de suite, celui de 10, 15, 20, 25 kilogrammes, dernière limite que la disposition de mon appareil m'a permis d'atteindre.

Répétant la même opération au point *f*, c'est-à-dire à la partie inférieure de la symphyse, j'ai pu de même graduer le cadran inférieur qui, dans ces dernières limites, constate sur ce point de la symphyse une pression de 40 kilogrammes.

Certainement rien ne doit paraître plus simple et plus élémentaire que de tirer suivant les axes d'un bassin ainsi privé de ses parties molles, et dont rien ne masque ni la forme ni les directions, et à coup sûr, si ce bassin était fixé d'une manière inamovible, de manière à éloigner tout moyen de contrôle, les accoucheurs qui se montrent si ombrageux lorsque l'on élève quelques doutes sur la manière dont ils dirigent leurs tractions sur la femme vivante, ne manqueraient pas, avec une certaine apparence de raison, de se récrier si on les accusait de ne pouvoir résoudre le problème d'une manière satisfaisante, lorsque les plus grandes difficultés en ont été éliminées, et il ne faut pas moins que les preuves écrites par mon appareil, pour ébranler d'aussi consciencieuses convictions.

Or, il résulte de ces témoignages irrécusables que, parmi les accoucheurs qui se sont livrés à des expériences sur mon appareil, après s'être rendu un compte aussi exact que possible de la forme du bassin et de la direction de ses axes, le plus grand nombre a porté résolûment les manches du forceps en arrière pour se conformer en même temps aux habitudes de leur pratique, et aux préceptes de l'art. Sous l'influence de ce mouvement, le bassin tournait sur ses pivots, et l'aiguille du cadran supérieur ne tardait pas à indiquer le chiffre de 25 kilogrammes, chiffre qui aurait été de beaucoup dépassé si, en construisant mon appareil, j'avais pu prévoir toute l'énormité du danger dont j'avais l'intuition, et que je cherche aujourd'hui à démontrer.

Si quelques rares expérimentateurs ont produit des écarts moins considérables, ce résultat est dû à ce que quelques-uns ont profité de la déconvenue des confrères qui les avaient précédés, à ce que d'autres, se rendant à l'évidence de mon raisonnement, ont modifié complètement leur manière de procéder, mais il arrivait alors quelquefois que les manches étaient trop relevés, que l'effet inverse se produisait, et que la déviation de l'aiguille du cadran inférieur indiquait une pression exercée sur la partie inférieure de la symphyse.

On peut donc considérer comme évidemment démontré qu'en entraînant le forceps hors de la direction des axes du bassin, on fait subir à certains points limités des parois des pressions directes et indépendantes de la pression excentrique résultant de la traction, et que ces pressions atteignent et souvent dépassent de beaucoup 25 kilogrammes.

Mais avant de tirer de ces faits, que l'expérience vient de consacrer, toutes les conséquences qui en découlent naturellement, avant de procéder à de nouveaux calculs dont les résultats m'ont profondément surpris et ne surprendront pas moins tous ceux qui voudront bien les suivre attentivement, j'avais besoin d'établir d'autres données de la plus haute importance.

L'expérience m'a appris qu'avec mon appareil je développe une force de traction variant de 20 à 50 kilogrammes, suivant la difficulté des cas (ce dernier chiffre n'a jamais été et ne doit jamais être dépassé), et lorsque l'on a été obligé d'atteindre cette limite, souvent la voûte du crâne a été enfoncée, quelquefois même on a pu constater la disjonction des os de la base, et c'est là l'objection la plus grave que mes adversaires ont soulevée contre mon appareil, dont ils croyaient ainsi démontrer les violences.

Pour répondre à ces objections, dont je ne saurais contester la valeur, j'ai dû rechercher quelle pression supportent les parties molles interposées entre le bassin et la tête, lorsque cette dernière est tirée avec une force de 50 kilogrammes.

On trouve bien dans les divers traités de mécanique des tables indiquant les rapports des frottements à la résistance ; mais, dans toutes ces tables, il est question de frottements de bois sur bois avec ou sans interposition de corps liquides ou gras, de bois sur métal, de bois sur cuir, etc.; on y chercherait vainement le frottement produit par des membranes interposées entre des corps résistants analogues au système osseux de la tête d'un fœtus et d'un bassin. J'ai donc dû résoudre moi-même la question à l'aide d'expériences directes.

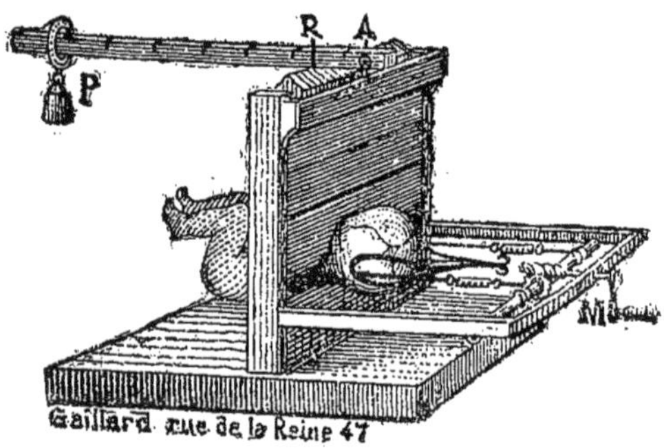

Fig. 8.

Pour cela, j'ai fait construire un nouvel appareil (fig. 8) offrant une certaine analogie avec un pressoir, et présentant une espèce de lunette ellipsoïde de 10 centimètres environ d'épaisseur et légèrement évasée en arrière; en avant, elle se termine par un bord arrondi, son segment inférieur est solidement fixé au corps de l'appareil, le supérieur glisse facilement dans des coulisses, de manière à descendre et à remonter librement, et à augmenter et à diminuer l'ouverture de la lunette. Chacun de ces segments est doublé d'un lambeau de peau épaisse fraîchement disséquée, dont la face interne présente comme surface de glissement la plus grande analogie avec la muqueuse utérine et vaginale.

Si l'on fait passer d'arrière en avant une tête par l'ouverture de cette lunette, le segment supérieur sera soulevé jusqu'au point nécessaire pour lui livrer passage, et ce passage sera d'autant plus difficile que l'on pèsera davantage sur le segment supérieur de la lunette.

Si je peux, d'une part, mesurer l'effort nécessaire pour faire passer cette tête, et de l'autre connaître la pression exercée sur la lunette, il est évident que je connaîtrai le rapport exact du frottement à la résistance.

Pour mesurer l'effort de traction, je n'ai qu'à tirer avec l'intermédiaire d'un dynamomètre quelconque, tandis que pour connaître la pression transmise à la tête par l'intermédiaire du segment supérieur de la lunette, j'ai adapté une espèce de romaine composée d'un levier du second genre, dont une extrémité prend son point d'appui au point A, sur une traverse fixée d'une manière inamovible à l'appareil; la résistance s'exerce au point R sur un tasseau préalablement taillé en couteau, lequel appuie sur la lunette; quant à l'extrémité libre sur laquelle s'exerce la pression, elle est divisée en une série d'encoches écartées l'une de l'autre d'une distance égale à celle qui sépare le point d'appui de la résistance.

Si je place un poids P d'un kilogramme à une de ces encoches, je n'aurai, pour apprécier la force qui tend à rapprocher les deux segments de la lunette, qu'à compter le nombre d'encoches depuis le point où le levier appuie sur le segment supérieur jusqu'à celui où est placé le poids.

Tout étant ainsi disposé, si la tête étant solidement saisie, j'exerce sur elle, à l'aide de l'appareil placé au point M des tractions dont j'apprécie l'intensité au dynamomètre, si, en même temps, je rapproche le poids de l'extrémité du levier jusqu'à ce qu'il exerce une pression assez grande pour exiger un effort soutenu et longtemps continué de 50 kilogrammes, je vois qu'alors le poids se trouve suspendu à la vingt-neuvième encoche; la tête a donc supporté une pression de 29 kilogrammes.

Sous l'influence de cette pression, les pariétaux se sont enfoncés, le diamètre bi-pariétal a été réduit de près d'un centimètre, et si l'un des segments, au lieu d'une forme ellipsoïde régulière, avait présenté une saillie analogue à celle de l'angle sacro-vertébral, certainement on aurait observé au point correspondant du pariétal une dépression profonde qui se serait continuée, en traçant jusque dans la base un sillon résultant de la disjonction des os de cette région.

Lors donc que je tirerai sur un forceps avec une force de 50 kilogrammes, et que je serai sûr d'exercer les tractions suivant la direction de ses axes, je saurai que la tête, le bassin et les parties molles interposées supportent une pression de 29 kilogrammes.

Si je veux savoir la pression exercée sur chaque centimètre carré de surface, il me suffira d'évaluer l'étendue des parties sur lesquelles a lieu le frottement, et de diviser le chiffre représentant la pression par le nombre de centimètres représentant la surface.

Dans une dystocie au détroit supérieur, c'est, comme je l'ai dit plus haut, en avant, contre le bord supérieur et la face postérieure des branches horizontales du pubis, et en arrière, sur la face antérieure des dernières vertèbres lombaires et de l'angle sacro-vertébral, que la tête rencontre les plus grands obstacles à son passage, c'est donc sur ces points du bassin qu'elle exerce la pression la plus considérable : cherchons à évaluer l'étendue de ces surfaces.

On peut, sans exagération, en raison de l'étendue assez considérable du contact dans le sens de la longueur, évaluer que ce contact s'établit sur une surface d'environ 40 centimètres carrés.

En arrière, on peut évaluer que le frottement se fait dans une étendue de 5 centimètres de haut en bas, et de 4 centimètres transversalement, c'est-à-dire sur une surface de 20 centimètres carrés. Si l'on additionne ces deux chiffres on trouve que la tête exerce ses principales pressions sur une surface de 60 centimètres carrés, abstraction faite de tous les autres points avec lesquels elle peut être en contact.

Et alors, si l'on divise le chiffre de la pression 29 kilogrammes, ou 30,000 grammes, pour avoir un chiffre rond, par le chiffre 60 représentant le nombre de centimètres carrés des surfaces comprimées, on obtient le chiffre de 500 grammes, et l'on arrive à cette donnée précieuse que, dans les cas les plus difficiles, les parties molles interposées entre la tête et le bassin, peuvent subir une pression qui ne saurait dépasser 500 grammes par chaque centimètre carré de surface.

Ainsi donc, 50 kilogrammes d'effort de traction, une pression de 500 grammes sur chaque centimètre carré, tel est le problème à résoudre, et qui sera résolu toutes les fois que la tête pressera également sur tous les points avec lesquels elle est en contact.

Mais, s'il est très-difficile d'obtenir ce résultat alors même que l'on tire sur les manches d'un forceps dans une direction bien connue et bien déterminée à l'avance, à plus forte raison, sera-ce tout à fait impossible lorsqu'on agit d'après des données et des préceptes essentiellement erronés.

En effet, lorsque l'accoucheur portera en arrière les manches de son instrument, de manière à exercer sur le bord supérieur des branches du pubis une pression de 25 kilogrammes, chiffre qui est si facilement atteint, cette pression ne s'exercera pas sur toutes les surfaces dont j'ai essayé de préciser l'étendue; il est évident que la partie inférieure de ces branches en sera complètement exonérée, et en même temps que la tête appuyant sur la partie inférieure de l'angle sacro-vertébral, considéré comme point d'appui, toute pression cessera sur la partie supérieure de cet angle, cette pression de 25 kilogrammes s'exercera donc, non pas sur une surface de 60 centimètres, mais seulement sur une surface de 30 centimètres carrés. Si donc je divise 25,000 grammes, représentant cette surface pressée, j'obtiens pour quotient 833, mais cette pression ne sert pas à faire progresser la tête, elle est tout à fait indépendante de la pression qui résulte de la traction, laquelle devra, au contraire, être beaucoup plus considérable que si elle était exercée exactement suivant la direction des axes du bassin.

Ce nouvel obstacle, que l'on comprend facilement et que je pourrais très-bien démontrer expérimentalement, pèse certainement d'un grand poids dans la balance; il devrait figurer comme un des éléments les plus importants du calcul que j'ai entrepris. Cependant, pour ne pas embrouiller la question, je ne le ferai pas entrer en ligne de compte, les autres chiffres me paraissant assez imposants, assez effrayants même, pour me permettre de le négliger. Je continuerai donc de raisonner comme si, en déviant la tête hors des axes et contre les parois du bassin, on ne devait pas créer une plus grande résistance et augmenter l'effort de traction; je ne retiendrai que les 833 grammes de pression que supporte, sans effet utile, chaque centimètre carré au point d'appui et à la résistance.

L'effort d'avant en arrière sera donc toujours de 50 kilogrammes, et les rapports de la résistance et du frottement ne variant pas, la pression restera toujours de 29 à 30 kilogrammes; mais les expériences de Culomb, répétées plus tard par Morin, ont établi que les frottements sont indépendants de l'étendue des surfaces. Or, nous avons vu que l'action de porter le forceps en arrière avait pour résultat de diminuer de moitié l'étendue des surfaces pressées, la pression résultant du frottement produit par la traction va donc être doublée, et c'est 1,000 grammes que supportera chaque centimètre carré des parties interposées entre la tête et le bassin; et si nous ajoutons à ce chiffre celui des 833 grammes résultant de la pression directe exercée par l'instrument changé en levier, nous obtenons la somme énorme de 1,833 grammes, remplaçant les 500 grammes de pression subie normalement, lorsque les tractions sont parfaitement concentriques.

Tels sont les résultats auxquels conduit fatalement l'observation rigoureuse des règles tracées par les auteurs pour les applications du forceps au détroit supérieur.

Il me restera à examiner en quelques mots les préceptes donnés pour les autres temps de l'opération, puis à prouver que c'est bien par ces manœuvres, irréprochables au point de vue de la science actuelle, qu'a été causée la rupture des symphyses chez Vincente Foullet, et je terminerai en démontrant comment ces accidents peuvent être évités par l'emploi de l'appareil à traction.

Au moment où la tête va exécuter son mouvement de rotation, certainement rien ne pouvait paraître plus rationnel que le précepte d'imiter la nature dans une de ses plus merveilleuses combinaisons. Mais a-t-on bien comparé ses ressources avec celles que l'art et la science peuvent mettre à notre disposition? A-t-on bien compris combien il était difficile de copier ses inimitables procédés et de reproduire cette sage et admirable lenteur d'un mouvement de progression qui, dans les cas difficiles, ne se produit qu'après une série de mouvements de retrait et par les plus rationnels tâtonnements ?

Pour résoudre ce difficile problème, quelles sont les données que possède l'accoucheur ? Il sait, et c'est là tout ce qu'il peut savoir, qu'il doit faire exécuter à la tête un mouvement analogue à celui d'une vis progressant dans son écrou ; mais de cette vis qu'en connaît-il ? Il ne peut savoir au juste le moment précis où elle va s'engager dans l'écrou, il ne peut connaître la longueur de son pas, et, ce qui est bien plus fort encore, il lui est absolument impossible de préciser même si elle doit tourner à droite ou à gauche. En effet, comment poserait-il d'avance un diagnostic qui, le plus souvent, ne peut être posé qu'à *posteriori* ? Sur quoi se baserait-il pour affirmer que l'occiput doit se dégager sous le pubis ? Sera-ce parce qu'il correspond à la moitié antérieure du bassin ? Mais l'expérience a dû lui apprendre qu'alors même qu'il commence à affecter cette position il n'en est pas moins des circonstances dans lesquelles il sera fatalement reporté vers la paroi postérieure. De même lorsqu'il aura constaté sa présence en arrière, sera-t-il bien sûr que l'accouchement va se terminer en position occipito-postérieure ? Et l'expérience encore n'a-t-elle pas dû lui montrer des cas dans lesquels cette position se transforme en occipito-antérieure par un long mouvement de spirale qui ramène brusquement l'occiput sous le pubis ?

A toutes ces difficultés, qui peuvent entraîner des conséquences si fâcheuses pour la mère et pour l'enfant, nous devons ajouter les erreurs de diagnostic, possibles même pour l'homme le plus habile, et qui peuvent être causées soit par une anomalie des fontanelles, soit par une intervention tardive, alors qu'un travail longtemps prolongé a déformé la tête, y a déterminé un thrombus plus ou moins considérable. Il faudra tenir compte encore des cas nombreux dans lesquels on a le tort immense de prendre pour point de mire l'accouchement naturel, alors que la dystocie reconnaît précisément pour cause l'impossibilité où se trouve la nature d'accomplir son œuvre à l'aide de ses procédés habituels, comme par exemple dans les accouchements qui doivent se terminer sans rotation, par suite d'un défaut de rapport entre le diamètre occipito-frontal et le diamètre antéro-postérieur de l'excavation, et dans lesquels la tête conservera jusqu'au dernier moment une position plus ou moins oblique et quelquefois même tout à fait transversale.

On donne, il est vrai, le conseil de ne pas intervenir par la violence, de suivre l'impulsion du forceps plutôt que de la lui communiquer ; mais ce conseil est-il donc si facile à suivre ? A-t-on bien réfléchi au peu de longueur du bras de levier sur lequel agissent les forces passives du bassin pour changer la direction de la tête, et à la faiblesse des sensations qui doivent être transmises aux mains de l'accoucheur placées à l'autre extrémité dont la longueur est relativement si considérable. En supposant même qu'il perçoive ces sensations, il est évident que cette perception ne pourra avoir lieu que dans le cas d'une résistance très-minime. En effet, si la tête est fortement serrée, ces sensations si délicates et si fugitives seront nécessairement perdues et absorbées dans l'effort nécessaire pour vaincre cette résistance.

C'est donc en vain que l'accoucheur voudra se laisser guider et suivre la direction que la tête tendra à imprimer à son forceps. Il ne saurait céder à une sensation qu'il est inhabile à percevoir. Lorsqu'il voudra obéir, il commandera, au contraire, et d'autant plus impérieusement qu'il dispose d'une force plus considérable dont il ne peut avoir conscience ; et lorsqu'il se croira mené par son forceps, c'est lui qui l'entraînera suivant une direction qu'il aura d'avance tracée dans son esprit, s'exposant ainsi à commettre des erreurs d'autant plus graves qu'elles laisseront sa conscience parfaitement à l'aise et qu'il ne pourra pas même les reconnaître après l'événement.

Telles sont les difficultés que l'accoucheur va rencontrer

pendant le temps de la rotation. Supposons maintenant que ce mouvement a été exécuté d'une manière plus ou moins complète : le détroit supérieur est franchi, la tête est descendue dans l'excavation; ici la tâche de l'accoucheur est considérablement simplifiée, et il ne saurait plus être égaré par les préceptes qui ont cours dans la science, d'après lesquels les tractions doivent être exercées en relevant les manches du forceps et en leur faisant décrire une courbe analogue à celle de l'excavation. Il sait donc parfaitement ce qu'il doit faire, il sait comment il doit le faire, et cependant il va se trouver en face d'une nouvelle difficulté, de celles que l'on éprouve à faire parcourir un canal courbe parfaitement connu et déterminé à un corps sur lequel on tire par l'intermédiaire d'une tige rigide et sur un point plus ou moins éloigné du centre de gravité.

Quelque sérieuse que puisse être cette difficulté, le plus grand nombre se refusera certainement à y croire et mon assertion resterait comme un monstrueux paradoxe si je n'étais en mesure de l'étayer par les preuves les plus irrécusables.

La figure 9 représente un canal courbe formé par les deux tasseaux A B, C D; les courbes de ces tasseaux ont pour centre le point E. Un morceau de bois de la même épaisseur, M C, est découpé suivant le même cintre. Il est évident que ce corps ne pourra passer dans le canal qu'à la condition d'en suivre exactement les courbures et de se diriger, suivant une ligne K L. Pour l'entraîner dans cette direction sans établir de frottement contre les parois, la force qui agirait sur lui devrait être insérée au point M, centre de gravité, et rester toujours perpendiculaire à la ligne P S, qui, dans les diverses positions que prend ce corps, doit toujours se confondre avec les plans successivement variables qu'elle franchit.

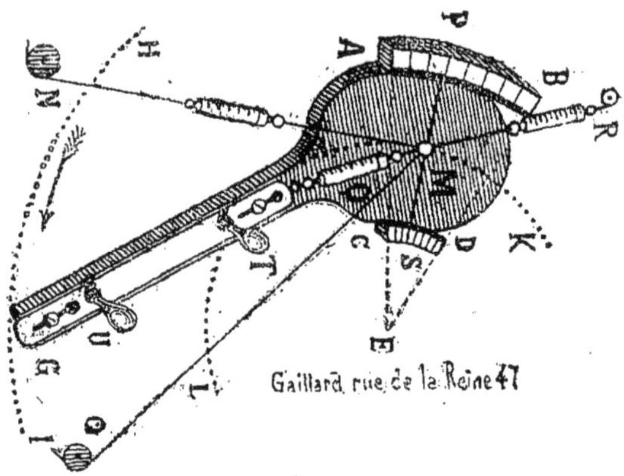

Fig. 9.

Mais, si au lieu d'implanter sa force au point M, on l'applique au contraire sur la partie qui représente une espèce de manche, au points T U, par exemple, on devra s'appliquer à faire parcourir à l'extrémité G de ce manche la ligne H I, portion de courbe qui a pour centre le point E. Tant que la résistance est minime, le problème n'est pas très-difficile, car d'un côté les yeux indiquent la direction parfaitement connue d'avance; de l'autre, le tact fait apprécier les frottements que crée la moindre déviation; mais, si le corps est plus serré, ou si l'on organise une résistance comme celle qui est au point R, par exemple, et, si au lieu de tirer sur le manche de l'instrument, on tire par les poignées T et U, sur une plaque à coulisse glissant sur le manche et reliée au centre par un dynamomètre, on verra que dans ce cas il faudra une force bien plus considérable que si l'on avait tiré dans la direction M N et même que si, sans chercher à se diriger suivant l'axe du canal, on avait tiré suivant la ligne M O ou toute autre plus ou moins oblique. Il est bien évident que cette augmentation de résistance ne peut être due qu'à l'absence de liberté du manche et à ce que l'on a tendu à l'entraîner suivant une ligne qui n'était pas rigoureusement la ligne H I; ces écarts peuvent même aller jusqu'à créer une impossibilité absolue, et, dans une séance publique, à Paris, l'instrument étant manié par un accoucheur dont personne ne contesterait, sans doute, le tact et l'habileté, le tasseau C D fut arraché quoique très-solidement collé, alors qu'il suffisait du bout du doigt pour le maintenir en place, lorsque les tractions étaient faites sur le centre de gravité du corps et sans imprimer aux manches aucune direction.

On m'objectera, sans doute, que la tête n'est pas un corps rigide et qu'il n'y a pas analogie : je l'accorde facilement, car le nier ce serait admettre que, dans tout accouchement terminé par le forceps, les tractions ont été nécessairement bien dirigées, tandis que j'affirme, au contraire, que c'est grâce à cette compressibilité de la tête que l'extraction devient possible, même lorsque les tractions sont faites dans un sens diamétralement opposé, même lorsque l'on tire en bas et en arrière pour faire franchir le détroit supérieur. Je vais essayer de faire comprendre la manière dont intervient cette réductibilité de la tête.

La fig. 10 représente un corps analogue au précédent, mais composé de deux pièces, dont l'une A B pivote sur l'autre au point A, de manière à se replier en refoulant le ressort L K, qui tend à la maintenir écartée; on simule ainsi un corps susceptible de réduction; grâce à cette disposition, il ne sera plus nécessaire de faire suivre au manche la ligne H I; on pourra, au contraire, le porter en

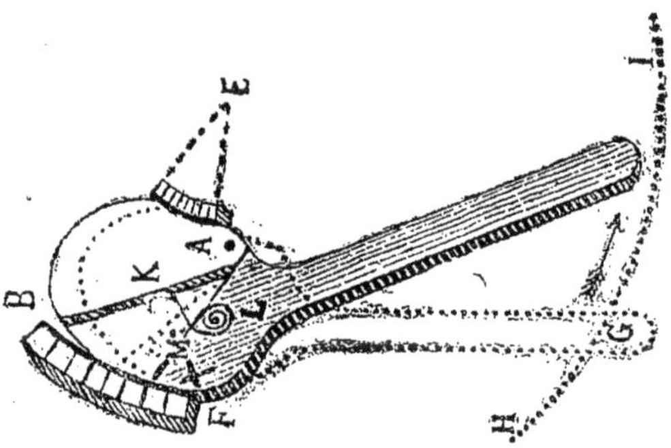

Fig. 10

arrière ; pendant ce mouvement, la partie A B se replie et prend la position de la ligne ponctuée; la figure, au lieu de pivoter en avant, autour du tasseau antérieur qui représente la symphyse, s'appuiera, au contraire, en arrière sur le point F, qui servira de centre à un mouvement tout à fait opposé à celui qui est indiqué par la nature et qui aura pour résultat de faire faire à la tête son plus grand mouvement autour de la partie la plus courte du canal courbe que représente le bassin, au lieu de le lui faire exécuter contre la paroi postérieure, incomparablement plus étendue.

Mais on comprend que dans ce mouvement toute la force du ressort L K qui représente la compressibilité de la tête réagira contre la paroi antérieure, et de plus il doit arriver nécessairement un moment où cette tête atteindra son summum de réductibilité; alors elle pourra être considérée comme un corps complètement rigide; l'on rentrera dans les conditions du problème posé par la fig. 9 et, si l'on continue d'exécuter le même mouvement, on arrivera nécessairement à la rupture des symphyses, ou, si elles résistent, on aura créé une impossibilité absolue qui rendra la céphalotripsie inévitable, à moins que l'on ne change de mouvement ou que la nature, par son intervention, ne rectifie la position et vienne une fois de plus prouver qu'il faut agir *non vi sed arte*. Dans tous les cas, alors même qu'en agissant ainsi on aura obtenu le succès le plus complet que l'on puisse espérer, alors même que la mère et l'enfant auront été sauvés, on ne saurait s'applaudir d'avoir réalisé l'idéal que l'on doit rêver, celui de faire subir à la tête de l'enfant et aux parties molles de la mère le minimum de compression.

Cependant la tête est descendue au détroit inférieur : là il ne s'agit plus de direction que pour éviter la déchirure des parties molles ; mais c'est alors surtout que l'on pourra regretter d'avoir choisi tel ou tel forceps parmi ceux qui de nos jours sont le plus en faveur, forceps avec lequel, loin de comprimer les parties saillantes de la tête, on fera sur elle une voûte qui protégera le diamètre bi-pariétal et ne rendra l'accouchement possible qu'à la condition d'écarter violemment les ischions pour augmenter le diamètre bi-latéral du détroit inférieur.

Telles sont les difficultés que l'accoucheur va rencontrer dans les différentes phases de l'accouchement qui peuvent nécessiter son intervention. A ceux qui prétendraient que j'ai assombri le tableau et que pour le besoin de ma cause j'en ai exagéré l'importance je me contenterai de leur opposer un procédé que tous emploient et préconisent à l'envi, procédé aussi brutal et barbare que dangereux et qui, suivant moi, témoigne hautement, et de ces difficultés, et de notre impuissance à les surmonter. Je veux parler des mouvements de latéralité.

C'est en vain que l'on assimilera cette manœuvre à celle de l'ouvrier qui veut arracher un clou d'une planche, un pieu de la terre. Ici, il n'y a pas de parois à tasser et ce n'est que sous les peines de droit qu'il peut y avoir un trou à agrandir ; la véritable explication, c'est que l'accoucheur y cherche instinctivement un moyen de multiplier ses forces, c'est qu'il fait de son forceps un levier et que lorsqu'il en porte le manche à gauche c'est pour chercher dans le point correspondant du bassin un point d'appui qui lui permette de vaincre la résistance à droite et *vice versâ*; c'est en un mot pour imiter la manœuvre du voiturier dont l'attelage est trop faible pour arracher sa voiture engagée dans une ornière; il prend successivement un point d'appui sur chacune des roues pour faire avancer la roue opposée ; mais, plus heureux que nous, il peut immobiliser sa roue par une càle, alors que dans notre grossière imitation la plus grande partie de ces mouvements avorte et ne produit aucun effet utile par le fait de l'impossibilité où nous sommes d'obtenir cette immobilité; il serait inutile d'insister sur les dangers inséparables d'une pareille manœuvre;pour s'en faire une idée exacte il suffirait d'examiner le sol sur lequel s'est passée la scène du voiturier et de compléter la comparaison.

5° Enfin la rupture des symphyses dans l'observation en question a été nécessairement produite par le forceps en dehors de toute altération pathologique.

Si toutes ces considérations étaient indispensables pour montrer à quelles conséquences fâcheuses peut entraîner l'application de certains préceptes, elles ne l'étaient pas moins pour établir que, dans l'espèce, c'est bien par l'observation rigoureuse des règles de l'art les moins contestées qu'a eu lieu la rupture des symphyses chez Vincente Foullet.

Il est évident que des auteurs qui, par leurs raisonnements et leurs expériences, allaient être conduits à conclure que le forceps devait être complètement innocenté et que, dans tous les cas, les ruptures de symphyses qui surviennent pendant son application ne sauraient être mises sur le compte de cet instrument, mais qu'elles devaient toujours être attribuées à certaines prédispositions particulières de la malade, à un état pathologique quelconque de ces symphyses, il est évident, dis-je, que ces auteurs devaient avant tout, dans leur examen nécroscopique, se préoccuper de l'état de ces articulations ; quelques-unes, il est vrai, avaient suppuré et ne pouvaient rien révéler de ce qui avait préexisté à leur rupture ; mais rien n'a été constaté dans celles qui n'avaient pas été envahies par la suppuration. On ne saurait contester qu'il y a là une forte présomption en faveur de leur intégrité et par conséquent contre les conclusions du mémoire.

Mais à quoi bon invoquer des preuves négatives lorsque

l'on peut s'appuyer sur les déductions mathématiques les plus simples et les plus concluantes?

Supposons un moment que les tractions ont été parfaitement concentriques à la courbe du canal; il est clair que, soit avant, soit pendant cette application du forceps, la tête a dû s'allonger considérablement, de manière à représenter un cône se rapprochant beaucoup d'un cylindre, en même temps sa densité a augmenté à mesure qu'elle diminuait de volume et qu'elle se rapprochait de son maximum de réductibilité; c'est ainsi qu'elle acquerrait progressivement les conditions de forme et de solidité les plus favorables pour réagir contre les parois du bassin et en opérer la rupture; mais arrivée à cet état elle devait être fortement engagée; son passage était tellement près d'être complet que si par la pensée on divise le cône presque cylindrique qu'elle représentait à ce moment, en un certain nombre de tranches, il ne devait nécessairement y avoir qu'une très-minime différence entre les tranches engagées et celles qui allaient leur succéder. Il n'eût donc fallu, pour compléter l'accouchement, ne demander à la tête qu'une somme très-peu considérable de réductibilité, ou au bassin qu'une proportion très-faible de dilatabilité, et certainement on aurait dû obtenir facilement ce résultat par la section de la symphyse pubienne; mais si au lieu de faire, avec l'instrument tranchant, l'opération de Sigault, on la produit par la continuité des efforts de traction, il est bien évident qu'immédiatement après la déchirure des attaches ligamenteuses des pubis, le bassin deviendra susceptible d'un élargissement plus que suffisant pour permettre le passage de la tête sans amener la rupture successive des symphyses sacro-iliaques, qui devaient d'autant plus rester intactes que l'application du forceps était faite par un accoucheur consommé, d'une prudence et d'une habileté incontestées, qui devait tirer certainement avec énergie, mais en mettant en pratique les préceptes qu'il formule si bien et surtout celui de se tenir toujours prêt à réagir contre une sensation de résistance vaincue.

On peut donc trouver dans la rupture successive de ces trois symphyses la preuve évidente qu'elles ont eu lieu, non pas sous l'influence de tractions parfaitement concentriques à l'axe du bassin, mais bien par le fait d'un mouvement qui faisait du forceps un levier, qui tendait à substituer un diamètre plus considérable à un diamètre moindre, et comme il résulte de toutes les considérations qui précèdent, que l'on obtient fatalement ce résultat en tirant en bas et en arrière suivant le précepte classique généralement adopté, on ne saurait douter que ce ne soit ce précepte seul qui doive être incriminé, d'autant plus qu'en l'invoquant on obtient la réponse la plus satisfaisante aux questions que l'on pourrait se poser, aux doutes que l'on serait tenté d'élever.

L'appareil représenté, fig. 11, va nous faire comprendre comment les choses ont dû se passer.

Cette figure représente un anneau de bois formé de deux pièces articulées à charnière au point D G, sur une espèce de manche destiné à tenir l'appareil et représentant le sacrum ; en avant ces deux anneaux sont reliés l'un à l'autre au point correspondant à la symphyse par une bande de caoutchouc, A R représente un segment de sphère qui figurera la portion de la tête correspondant à la paroi antérieure du bassin et appuyant sur les branches horizontales du pubis ; ce segment de sphère est porté par un le-

5

vier coudé dont le point d'appui est en arrière, au point E, qui nous figurera l'angle sacro-vertébral et la puissance au point C ou à un point quelconque de ce qui va remplacer les manches du forceps.

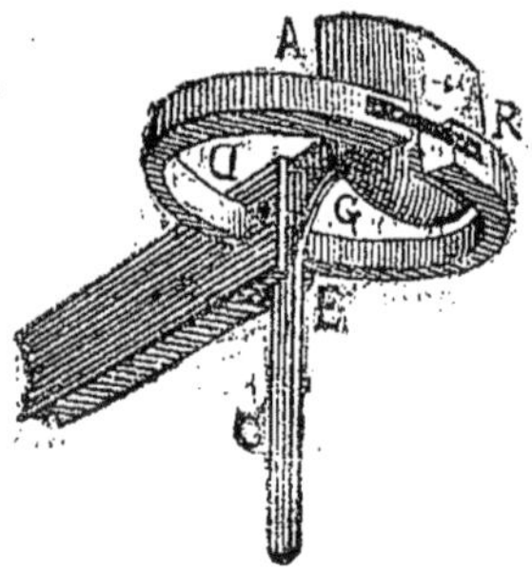

Fig. 11.

Si l'on porte en arrière l'extrémité C de ce levier, on voit la portion de sphère s'appuyer au point A et au point R contre les parois latérales de l'anneau et écarter l'une de l'autre chacune des moitiés dont il est composé. On peut s'assurer que cet écartement croît dans une progression excessivement rapide, en même temps que, faisant ouvrir les charnières placées aux points F et G, l'on simule la rupture des symphyses sacro-iliaques. C'est ainsi que cet appareil peut faire comprendre l'effet parfaitement analogue qui se produit lorsque l'on tire en bas et en arrière.

Lorsque l'accoucheur se conforme à ce précepte il fait un double mouvement, l'un est un mouvement de traction qui est parfaitement dans sa pensée et contre lequel il est tout prêt à réagir à la moindre sensation de résistance vaincue; l'autre, au contraire, s'exécutant en vertu d'une théorie erronée, se produit à son insu et sans qu'il en ait conscience; rien n'est donc préparé pour parer à des éventualités qui n'ont pu être prévues, et comme ce mouvement est celui qui réagit le plus fortement contre la paroi antérieure du bassin, qui tend le plus à écarter les symphyses pubiennes, il est hors de doute que c'est à lui qu'a été due la rupture des symphyses de Vincente Foullet; il est évident que c'est lui qui a commencé à distendre les attaches ligamenteuses de la symphyse du pubis, qui en a amené la rupture, et qui, continuant d'en exagérer l'écartement, a successivement déchiré les autres articulations du bassin, sans que l'accoucheur, je le répète, ait pu avoir conscience de ce qui se produisait autrement qu'après le fait accompli, et cela, non-seulement parce qu'il ignorait ce mouvement, mais encore parce qu'il était armé par lui d'une puissance si considérable qu'il lui eût été tout à fait impossible de la maîtriser, alors même qu'il aurait agi sciemment. Au moment de la rupture il se serait trouvé dans la position d'un ouvrier qui, soulevant un fardeau considérable avec un levier du premier genre, voit tout d'un coup son point d'appui se dérober, ou la résistance s'arracher et ne peut se soustraire à une chute inévitable.

L'explication que je viens de donner me paraît avoir l'avantage de s'appuyer sur une théorie exacte et rigoureuse, sur des données mathématiques et mécaniques incontestables, d'éclairer l'accoucheur sur des dangers qu'il ne connaissait pas et de le mettre en garde contre des manœuvres, sur l'innocuité desquelles aucun doute ne s'était élevé jusqu'ici et que les conclusions du mémoire de M. Poullet mettaient à l'abri de tout soupçon; elle est la seule qui puisse expliquer la rupture simultanée de trois symphyses sans invoquer les hasards d'une aveugle et implacable fatalité, sans impliquer l'idée de violence et d'efforts exagérés et en faisant peser toute la responsabilité sur des données scientifiques qu'il est heureusement facile de réviser.

Ici se termine la tâche que je m'étais imposée en commençant ce travail ; mais j'aurais fait une œuvre tout à fait stérile si je me bornais à alarmer les consciences et à signaler les écueils sans indiquer les moyens de les éviter.

Ces moyens, tout le monde a dû les pressentir, si j'ai réussi à faire comprendre l'impossibilité absolue de bien connaître la direction que doivent suivre les manches du forceps, et le danger de modifier cette direction, on est amené naturellement à conclure qu'il faut laisser à ces manches toute leur autonomie, les abandonner à eux-mêmes en créant une force active qui tire sur le forceps sans lui imprimer de direction et lui permette d'obéir aux forces passives créées par les différents plans inclinés avec lesquels la tête va se trouver successivement en contact. Quelques-uns des appareils dont je me suis servi pour démontrer l'excentricité des tractions ordinaires, vont nous fournir tous les éléments nécessaires pour la solution du problème. Si nous nous reportons à la figure 7, qui nous a prouvé que ce n'est qu'avec un certain tact et une certaine adresse qu'en tirant sur le levier coudé E C on parvient à entraîner l'ovoïde suivant l'axe de l'anneau où il est engagé, cette même figure nous présentera un moyen bien simple de faire descendre infailliblement cet ovoïde suivant la perpendiculaire O N. Pour atteindre ce résultat sans hésitation, sans tâtonnement et abstraction faite de tout travail intellectuel, il a suffi d'insérer sa force au centre de gravité de ce corps, de l'insérer de manière à ce que l'angle qu'elle fait avec la verticale soit variable à volonté ; et alors on peut s'écarter d'une manière notable de cette ligne verticale, tirer même dans la direction K L, sans que l'anneau dans lequel l'ovoïde est engagé subisse le moindre mouvement de bascule.

L'appareil représenté fig. 9 va nous conduire encore au même résultat ; autant il est difficile de faire parcourir le canal courbe en tirant sur la partie qui représente le manche de l'instrument, autant on y arrive facilement en insérant sa force au centre de gravité, et alors, quelle que soit la direction qu'on lui imprime, tant que l'on ne fera pas avec l'axe du canal un angle qui dépasse 45 degrés, le dynamomètre n'indiquera que des différences insignifiantes, soit que l'on tire réellement dans l'axe suivant la ligne M N variant au fur et mesure de la progression, soit que l'on tire d'une manière fixe et invariable suivant la ligne M O, par exemple, établissant ainsi de la manière la plus évidente le peu de frottements exercés contre les parois du canal.

C'est ainsi que l'on est inévitablement conduit, soit par la théorie, soit par l'expérience, à n'exercer aucune action sur les manches du forceps, et à s'arranger de manière à ne pratiquer les tractions que sur un point ou sur des points correspondants au centre de la tête. En adoptant cette nouvelle méthode, l'accoucheur n'aura pas d'ailleurs un grand mérite d'initiative, car il ne fera que suivre de loin ce qu'il voit tous les jours exécuter dans l'industrie.

Il imite le mécanicien qui, disposant d'un mouvement de rotation, le transforme en un mouvement alternatif de va-et-vient, qu'il communique à un piston se mouvant dans un cylindre, et qui, pour cela attache ce piston par une tige qu'il articule à son centre ou près de son centre, tenant toujours cette articulation parfaitement graissée, pour que le piston suive, non pas la direction de la *bielle*, mais, avec une somme insignifiante de frottements, celle qui lui est imprimée par le cylindre lui-même.

Il imite encore le marinier qui, ne pouvant faire tirer son bateau dans l'axe de la rivière, place ses chevaux sur la rive et les relie au bateau par une corde dont l'angle peut varier à volonté, de manière à ce qu'il puisse suivre, non pas la direction de cette corde, mais celle qui lui est imprimée par le gouvernail, l'eau remplissant dans ce cas les fonctions des parois du canal et ne pouvant être accusée de supporter une pression bien considérable.

D'après tout ce qui précède, et au point de vue de l'immunité de la mère et d'une saine théorie, on ferait donc une manœuvre irréprochable en plantant un clou de chaque côté de la tête et en tirant sur deux cordons attachés à ces clous. Tel est l'idéal que j'ai essayé de réaliser à l'aide de l'appareil dont je vais donner la description.

La figure 12 représente le forceps que j'ai adopté. Ce forceps s'articule comme celui de Thénance vers l'extrémité manuelle, mais par un mode spécial, qui rend cette manœuvre des plus faciles. Un double anneau coulant glissant sur les deux branches sert à les rapprocher l'une de l'autre, et en faisant plier la partie moyenne, à exercer sur les parties saillantes de la tête, et non à l'extrémité des cuillers, une compression capable d'en amener de la manière la plus inoffensive la réduction. De chaque côté de cet anneau coulant qui se sépare et se réunit à l'aide d'une vis, est attaché un cordon qui va se réfléchir sur un trou percé dans une traverse ménagée à la partie moyenne des fenêtres. C'est sur l'extrémité de ce cordon

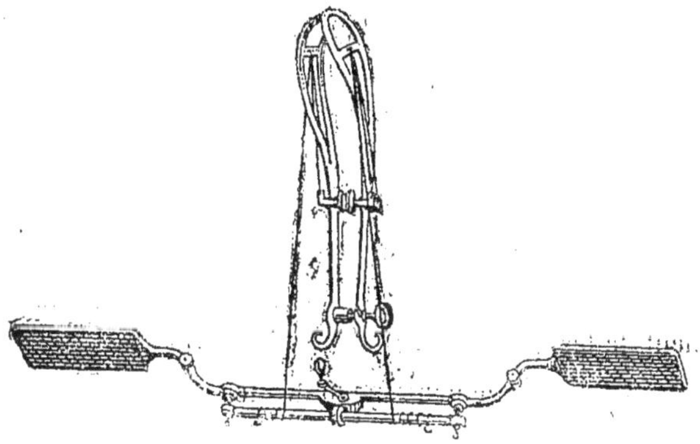

Fig. 12.

que vont s'exercer les tractions qui auront un double effet, celui de faire remonter l'anneau coulant et de comprimer la tête en proportion de la résistance et celui d'en opérer l'extraction.

On peut dès lors, soit tirer avec les mains sur l'extrémité de ces cordons, soit en attacher les chefs à l'arbre de l'appareil transversal, dont chaque extrémité s'appuiera sur les genoux de la malade; en tournant avec la manivelle figurée au centre de cet appareil, la corde s'enroule, les tractions s'opèrent, grâce au point d'appui que l'on prend sur la malade elle-même, et l'on a la reproduction exacte d'un appareil à extension et à contre-extension. Quelle que soit la manière que l'on ait adoptée pour opérer cette traction, on comprend que l'on peut faire abstraction de tout le forceps, qui ne sert plus que comme instrument de préhension, et ne considérer que le point où se réfléchissent les cordons, point correspondant au centre de la tête et sur lequel va s'exécuter le mouvement de pivot qui lui permettra de suivre exactement les courbures du bassin.

Si la théorie ne suffisait pas pour rendre compte de la bonne direction infailliblement donnée aux efforts, on pourrait facilement s'en rendre compte expérimentalement à l'aide de l'appareil représenté fig. 2, et s'assurer que lorsque l'on exerce les tractions en tournant la manivelle placée au point M, le bassin ne subit aucune variation.

Dès lors, on est assuré que les tractions étant rigoureusement faites suivant les axes du bassin, les pressions se répartissent également sur toutes les surfaces avec lesquelles la tête est en contact et peuvent se mesurer exactement par l'effort produit, soit avec l'appareil, soit avec la main d'un ou plusieurs accoucheurs. Et comme la tête s'aplatit ou s'écrase sous une pression de 30 kilogrammes correspondant à une traction de 50 kilogrammes, on sera sûr, en ne dépassant pas ce dernier chiffre, d'être aussi inoffensif que possible, de n'avoir fait supporter aux parties molles de la mère qu'une pression de 500 grammes par centimètre carré ; on n'aura contre soi que la possibilité des échappées et un volume trop exagéré de la tête pour en permettre l'engagement ; mais, dans ce cas, on pourra faire la céphalotripsie en toute sécurité de conscience, avec la certitude absolue que l'accouchement était absolument impossible et avec la consolation d'avoir mis en pratique le premier de tous les préceptes : *primo non nocere.*

Je ne saurais terminer sans appeler encore l'attention de mes confrères sur la difficulté de tirer un corps dans l'axe d'un canal quelconque, et sur les causes qui obscurcissent chez nous cette notion.

Les applications de forceps sont généralement des plus faciles et se terminent par un effort presque insignifiant. De loin en loin on rencontre des difficultés un peu plus considérables : on paie un peu de sa personne, on pousse un soupir de soulagement et l'on amène un enfant vivant. Que peut-on désirer de plus ? Ira-t-on scruter son succès et s'avouerait-on que le plus souvent on a triomphé de la difficulté par l'imperfection même du moyen employé ? Et lorsque viendront les cas difficiles, lorsque l'on amènera un enfant mort ou lorsqu'on se décidera à faire une céphalotripsie, pourra-t-on se persuader qu'il était possible, qu'il serait encore possible de mieux faire, ne s'abritera-t-on pas derrière les succès antérieurs, et pourrait-on ne pas donner pour excuse des difficultés tout-à-fait exceptionnelles ? Cette manière de voir est trop naturelle pour que je ne m'efforce pas d'en démontrer la fausseté, et que je ne croie pas utile de chercher, soit dans l'industrie, soit dans les usages ordinaires de la vie des exemples propres à agir sur l'imagination et à provoquer par leur frappante analogie les plus sérieuses réflexions.

Une machine à vapeur est en réparation : l'ouvrier veut sortir le piston du cylindre ; il trouve une résistance considérable, il frappe à coups redoublés avec un lourd marteau. Vains efforts. Il organise un mouton qui, tombant d'une hauteur considérable, doit faire cesser ces adhérences. Mais tout est inutile, le piston et le cylindre semblent être d'une seule pièce. Que va-t-il faire ? Ouvrira-t-il son cylindre ? brisera-t-il son piston ? fera-t-il la céphalotripsie ou la symphyséotomie ? Pas le moins du monde. Trop heureux de n'avoir rien brisé par les moyens violents qu'il a employés jusqu'ici, il remonte sa machine, introduit la vapeur entre le fond du cylindre et le piston qui cède comme par enchantement. On ne manquera pas, dans ce cas, d'invoquer la puissance de la vapeur ; mais les calculs de l'ingénieur sont là pour prouver que sa tension n'atteignait pas la moitié de la force du choc produit par le mouton, et le forcer à conclure qu'elle a agi en appuyant exactement sur toute la surface du piston, en le poussant rigoureusement suivant l'axe du cylindre.

Veut-on un exemple plus saisissant encore et dont on voudra bien me pardonner la vulgarité ?

Tous les jours on débouche ou l'on voit déboucher une bouteille, le plus souvent cette opération se fait avec la plus grande facilité, quelquefois elle exige un certain effort, mais dans certains cas le bouchon s'est tellement gonflé que l'homme le plus vigoureux y userait inutilement ses forces. Si l'on prend alors un de ces instruments à vis ou à levier dont l'usage se multiplie de jour en jour davantage en raison directe du soin que l'on apporte à mieux boucher les bouteilles, on est tout étonné de la facilité avec laquelle on a triomphé de la résistance, et l'on ne manque pas de faire le raisonnement que l'on a fait si souvent par rapport à mon forceps, et de se dire : Quel merveilleux appareil ! Combien est grande la puissance d'une vis ou d'un levier, pour doubler, tripler ainsi ou décupler mes forces. Erreur immense et contre laquelle je ne saurais trop m'élever. Il n'est encore ici question que d'une bonne direction donnée à l'effort ; dans le premier cas, un homme de vigueur moyenne tirait sans résultat avec une force de 35 kilogrammes ; et dans le second, la résistance cédait à un appareil qui ne pourrait, sans se rompre ou se fausser, atteindre le chiffre de 30 kilogrammes et elle cédait avant que l'on eût employé même la moitié ou les deux tiers de cette force.

Si l'on doutait qu'avec la main les tractions n'étaient pas faites dans l'axe du goulot de la bouteille, il suffirait de faire l'inspection des bouchons et l'on verrait que dans un cas le trou du tire-bouchon est considérablement agrandi, que la substance du bouchon est comprimée, mâchée, lacérée, tandis que, dans l'autre, elle est parfaitement nette et ne donne d'autre trace que celle qui a été faite par le mouvement de spirale qui a fait pénétrer le tire-bouchon. Quant à la bouteille, le plus souvent elle résiste, grâce à la solidité produite par le renflement du goulot; mais il arrive quelquefois que sa rupture vient confirmer de tous points la théorie que j'invoque. Cet exemple offre trop d'analogie avec une application de forceps, il est trop saisissant pour que je ne le livre pas aux méditations de mes confrères et que je ne termine pas en les engageant à réfléchir sérieusement aux lésions du bouchon et aux violences dont témoigne quelquefois la rupture de la bouteille, et à achever la comparaison en mettant en regard la sûreté de la notion dans un cas, et toutes les causes d'incertitude et d'erreur que l'on doit nécessairement rencontrer et que j'ai signalées dans l'autre.

Ce travail était terminé lorsque des observations très-judicieuses du docteur Verrier sur les obstacles que l'élévation du prix de mon appareil pourraient apporter à sa vulgarisation, m'ont fait penser à un moyen de rendre facile pour tous la réalisation immédiate du précepte auquel j'attache la plus grande importance.

En attendant que j'aie établi tous les avantages de mon forceps comme instrument de préhension et de réduction de la tête, on peut dès aujourd'hui, en faisant seulement percer deux trous à chaque cuiller d'un forceps ordinaire, l'attacher comme on le voit dans la figure 13, et en tirant sur un petit bâton passé dans l'extrémité libre des cordons, éviter de tirer sur les manches du forceps, lui laisser toute sa liberté et réaliser ainsi les avantages de mon appareil comme instrument de traction.

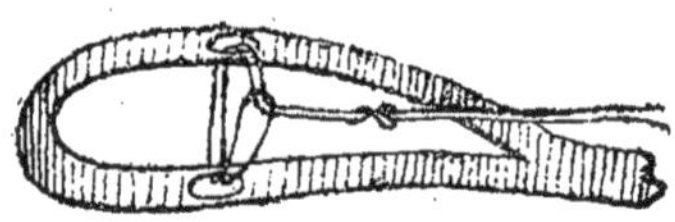

Fig. 13.

Mais je dois mettre mes confrères en garde contre une appréciation erronnée qui ne manquerait pas sans doute de se produire; dès qu'ils n'emprunteront rien à la puissance du levier et qu'ils ne se serviront pas de ces mouvements de bascule par lesquels on termine tant d'accouchements, ils pourront croire à une augmentation de résistance; mais cette augmentation est plus apparente que réelle; elle n'est due qu'à l'absence de ces forces factices qui semblenl bien augmenter la puissance de l'accoucheur, mais qui, en définitive, se traduisent toujours en compression de la tête et en pressions plus ou moins considérables contre les parois du bassin. D'ailleurs elle n'existera que dans les cas de moyenne difficulté ; l'effort de traction directe sera, au contraire, considérablement diminué toutes les fois que l'incompressibilité de la tête annulera l'effet que l'on peut attendre des mouvements de bascule.

Dans tous les cas, on pourra, sans crainte d'imprimer une mauvaise direction, recourir à l'intervention d'un ou de plusieurs aides, intervention que je rendrai du reste bientôt inutile en indiquant à mes confrères un moyen de créer, avec une dépense insignifiante et avec des éléments que l'on a partout sous la main, un appareil de traction pouvant remplir toutes les indications.

---

www.ingramcontent.com/pod-product-compliance
Ingram Content Group UK Ltd.
Pitfield, Milton Keynes, MK11 3LW, UK
UKHW031935260826
14628UKWH00004B/1647

9 782019 656515